ORGANIZAÇÃO DE UMA
EMPRESA DE BELEZA

Dados Internacionais de Catalogação na Publicação (CIP)
(Jeane Passos de Souza – CRB 8ª/6189)

Milani, Anselmo

Organização de uma empresa de beleza / Anselmo Milani, Sandro Vidotto; colaboração de Ariovaldo Francisco Alberto; ilustrações Eliane dos Santos Rebello. 7.ed. rev. – São Paulo: Editora Senac São Paulo, 2018.

Bibliografia
ISBN 978-85-396-2382-2 (impresso/2018)
e-ISBN 978-85-396-2383-9 (ePub/2018)
e-ISBN 978-85-396-2384-6 (PDF/2018)

1. Beleza corporal 2. Institutos de beleza – Administração I. Vidotto, Sandro. II. Alberto, Ariovaldo Francisco. III. Rebello, Eliane dos Santos. IV. Título.

18-793s
CDD – 646.72068
HEA000000

Índice para catálogo sistemático:

1. Empresas de beleza : Organização : Administração
646.72068

ANSELMO MILANI E SANDRO VIDOTTO

ORGANIZAÇÃO DE UMA
EMPRESA DE BELEZA

7ª EDIÇÃO REVISTA E AMPLIADA

Editora Senac São Paulo – São Paulo – 2018

**ADMINISTRAÇÃO REGIONAL DO SENAC
NO ESTADO DE SÃO PAULO**

Presidente do Conselho Regional
Abram Szajman

Diretor do Departamento Regional
Luiz Francisco de A. Salgado

Superintendente Universitário e de Desenvolvimento
Luiz Carlos Dourado

EDITORA SENAC SÃO PAULO

Conselho Editorial
Luiz Francisco de A. Salgado
Luiz Carlos Dourado
Darcio Sayad Maia
Lucila Mara Sbrana Sciotti
Jeane Passos de Souza

Gerente/Publisher
Jeane Passos de Souza (jpassos@sp.senac.br)

Coordenação Editorial/Prospecção
Luís Américo Tousi Botelho (luis.tbotelho@sp.senac.br)
Márcia Cavalheiro R. de Almeida (mcavalhe@sp.senac.br)

Administrativo
João Almeida Santos (joao.santos@sp.senac.br)

Comercial
Marcos Telmo da Costa (mtcosta@sp.senac.br)

Edição de Texto
Janaina Lira

Preparação de Texto
Sandra Brazil

Revisão de Texto
Luiza Elena Luchini (coord.)
Sandra R. Fernandes

Editoração Eletrônica
Sandra Regina Santana

Capa
RW3 Design

Impressão e Acabamento
Gráfica CS Eireli

Proibida a reprodução sem autorização expressa.
Todos os direitos desta edição reservados à

Editora Senac São Paulo
Rua 24 de Maio, 208 – 3º andar – Centro
CEP 01041-000 – São Paulo – SP
Caixa Postal 1120 – CEP 01032-970
Tel. (11) 2187-4450 – Fax (11) 2187-4486
E-mail: editora@sp.senac.br
Home page: http://www.livrariasenac.com.br

© Editora Senac São Paulo, 2018

SUMÁRIO

NOTA DO EDITOR, 7

O CONTEXTO ATUAL E A EMPRESA DE BELEZA, 9

Panorama atual, **10**
O consumidor e as novas exigências, **11**
As novas tecnologias e as redes sociais, **12**
O salão de beleza nesse contexto, **14**

O PROFISSIONAL DE BELEZA, 17

Introdução, **18**
As formas de atuação, **18**
As relações no trabalho, **28**
Ética e cidadania, **29**

CONSTITUIÇÃO LEGAL DA EMPRESA DE BELEZA, 39

Aspectos legais da constituição da empresa de beleza, **40**
Aspectos da Vigilância Sanitária, **44**
Aspectos do Código de Defesa do Consumidor, **49**
A microempresa e a legislação, **52**

GESTÃO APLICADA À EMPRESA DE BELEZA, 55

Introdução à administração como princípio para a gestão, **56**
Gestão administrativa, **57**
Gestão fiscal, **64**
Gestão financeira, **67**
Gestão de pessoas, **78**
Compras e estoques, **81**
Gestão compartilhada e sustentável e o meio ambiente, **88**

MARKETING PARA A EMPRESA DE BELEZA, 93

Entendendo o *marketing*, **94**
O mercado de beleza no Brasil, **95**
A prática do *marketing* nas empresas de beleza, **96**
As dificuldades na venda de serviços de beleza, **97**
O cliente: essência de qualquer negócio, **101**
O sistema de *marketing*, **106**
Pessoal, **133**
Marketing pessoal e posicionamento, **136**
Onde acontecem os problemas de *marketing* nas empresas de beleza, **138**
Pesquisa, **139**

CONSIDERAÇÕES FINAIS, 143

REFERÊNCIAS BIBLIOGRÁFICAS, 147

ÍNDICE GERAL, 155

NOTA DO EDITOR

O profissional da área de beleza encontrará neste livro um conjunto de informações para que possa organizar e administrar com eficiência a sua empresa. Além disso, esta obra constitui um roteiro em que procedimentos são apresentados para fornecer subsídios que visam estabelecer prioridades e desenvolver estratégias para melhor estruturar ou reestruturar uma empresa de beleza.

São abordados os aspectos básicos das formas de atuação, das relações de trabalho e dos direitos trabalhistas, além de serem expostos, passo a passo, os procedimentos legais para a constituição da empresa, dos critérios para a obtenção de licença na Secretaria de Saúde, das disposições do Código de Defesa do Consumidor e de aspectos do estatuto de microempresa.

Além disso, se expõem de modo objetivo os princípios de administração, um organograma e fichas para tornar melhor o funcionamento de suas atividades. É imprescindível que toda empresa tenha uma mentalidade voltada para o *marketing*, suas práticas e seus cenários mercadológicos, portanto esses itens também são objeto de reflexão. E não se devem esquecer os cuidados administrativos, como pagamento de impostos, estabelecimento de preços e aspectos trabalhistas de controle de caixa.

Esta é mais uma contribuição do Senac São Paulo para o desenvolvimento e o aprimoramento do empresariado brasileiro.

O CONTEXTO ATUAL E A EMPRESA DE BELEZA

Panorama atual

Faz muito tempo que aquilo que se fazia bem feito se perpetuava a ponto de se transformar em "herança" para as gerações futuras. Em termos de negócio, esse modelo já deixou de existir há algum tempo. Hoje, além de fazer bem feito aquilo a que se propõe, o empresário precisa estar atento às mudanças que ocorrem a sua volta, afinal, concorrência, novos produtos – de produção nacional ou estrangeira – e novos modelos culturais, religiosos e financeiros têm gerado um cenário instável para a manutenção de determinado negócio no mercado. Assim, o empresário deve acompanhar os acontecimentos políticos e econômicos que ocorrem em seu país e no mundo. No Brasil, em virtude de sua grande extensão territorial e seu contexto histórico, são crônicos os momentos de instabilidade para o empreendimento. São constantes as alterações dos rumos e das previsões econômicas. Hoje, é muito fácil estar em qualquer parte do planeta, seja de modo presencial, seja de maneira virtual. Essa flexibilidade de trânsito possibilita acompanhar formatos e fatos políticos, sociais e econômicos de diversos lugares, e compará-los às situações vividas no Brasil.

Ainda que determinada empresa seja de pequeno porte, seu gestor, para geri-la relativamente bem, deverá estar atento a questões como: situação ampla da economia do país; possibilidades de inflação; comportamento dos preços e das empresas que produzem; sindicatos; política salarial; custo de vida local e da região onde está inserida a empresa de beleza; déficits governamentais – municipais, estaduais e federais (principalmente) –; regulação dos impostos; e demais fatores que causam alterações no cenário econômico.

Desse modo, os ajustes no cenário econômico nacional e internacional provocam novas ordenações internas e também evoluções tecnológicas para atender a essas demandas. Esses ajustes no cenário econômico resultam em novas necessidades ou, até mesmo, em adequação das necessidades existentes. Isso também afeta o perfil do consumidor, que passa a ser mutável, o que exige das empresas novos formatos de gestão para atender às exigências desse consumidor em "mutação". Produtividade, racionalização de gastos com reflexos nos custos e maior qualidade do produto ou serviço passaram a ser observados com mais frequência do que há vinte anos. Hoje, a gestão de um negócio, independentemente de seu porte, requer um empresário "antenado" com tudo o que está à sua volta. A começar por seu microambiente (funcionários, amigos e clientes), para depois expandir para o que está externo a suas instalações (fornecedores, concorrentes, escolas, governos, outros países).

O consumidor e as novas exigências

Diante do cenário apresentado anteriormente, é de esperar que o consumidor também tenha participado ou até mesmo contribuído para essas mudanças – o que também permitiu a mudança desse consumidor. Novas tecnologias, acesso a viagens internacionais, modelos de novos concorrentes, novos produtos têm possibilitado a evolução desse consumidor, tornando-o quase intolerante a situações de desrespeito à lei de proteção do consumidor, às regras mínimas de higiene e de segurança, ao desperdício e ao desrespeito ao meio ambiente, e ao preconceito quanto à cor, ao sexo, à raça e à religião.

Até recentemente (cerca de dez anos, aproximadamente), o preço de um produto era o único fator de decisão de compra. Esse preço, em alguns casos, passou a ser um diferencial na conquista e na manutenção de novos clientes.

Atualmente, o mercado sofre influências constantes com a chegada de produtos estrangeiros, com a saída de consumidores para os mercados internacionais e, inevitavelmente, com a tecnologia existente e exposta nas mãos das pessoas que compõem esse mercado, por meio de um celular ou de um *tablet*. Assim, com o volume de informações, de atrações, de incentivos e de estímulos ao consumo por diferentes meios, o consumidor passou a sentir a necessidade de acompanhar e experimentar o que é exposto na "vitrine" tecnológica; isso levou ao distanciamento desse consumidor de uma empresa. Nesse contexto, o empresário, sobretudo o empresário da pequena empresa prestadora de serviços pessoais (serviços de beleza), se vê num conflito ao tentar fidelizar seus clientes. Em outras palavras, como atender às mudanças dos consumidores provocadas pelas novas exigências desse mercado composto dos mesmos consumidores?

O uso de novas tecnologias permite aproximação maior do consumidor que é usuário dos serviços. Possibilita também acompanhar as mudanças ou tendências, quase em tempo real, com espaço suficiente para que a empresa de beleza se insira nesse novo e "mutante" contexto.

As novas tecnologias e as redes sociais

Embora os números do Brasil tenham melhorado, a velocidade da internet no país ainda é lenta se comparada a outras no mundo. O relatório *State of the internet*,[1] divulgado pela empresa de tecnologia norte-americana Akamai, mostrou que, no primeiro trimestre de 2017, o Brasil teve a velocidade média de 6,8 Mbps para banda larga fixa, 5,6% abaixo da média mundial no mesmo período, que foi de 7,2 Mbps. Desse modo, o país ocupa a 79ª posição no *ranking* global de conexão à internet. Apesar de no Brasil termos um dos minutos mais caros de conexão do mundo pela incidência de impostos, ao que parece, isso não mudará tão cedo. Contudo, a internet está presente em nossas vidas, e é por meio dela que se disseminam as redes sociais. São tantos aplicativos que seria impossível enumerá-los todos aqui. Já que essas constatações são fatos, vamos então tentar tirar o melhor proveito disso. Em termos de tecnologia, como converter tudo o que está a nossa volta em ferramentas úteis para o negócio próprio? Úteis como meios de controle, acompanhamento, identificação e contato desse cliente, e também para contar a ele as novidades dos serviços ofertados, como mantê-lo ligado a nossa marca, nosso produto e serviço, e, sobretudo, à empresa como negócio. Aliás, hoje, a tecnologia é uma importante ferramenta de *marketing*. É praticamente impossível, atualmente, pensar no mundo sem a internet. Ela passou a fazer parte de nossa vida; faz parte de todos os lares, com maior ou menor intensidade, independentemente do nível socioeconômico.

Estar conectado tornou-se uma necessidade, afinal, a internet está presente nas escolas, empresas, bibliotecas e nas mãos das pessoas, possibilitando o acesso às notícias que acontecem no mundo.

Segundo o relatório sobre economia digital da Conferência das Nações Unidas sobre Comércio e Desenvolvimento (Unctad, sigla em inglês), divulgado em outubro de 2017 pela Empresa Brasil de Comunicação (EBC) Agência Brasil, o Brasil está na quarta posição no *ranking* mundial em número absoluto de usuários de internet, com 120 milhões de pessoas conectadas. Esse número indica que 59% da população do país é conectada.[2]

---

[1] Disponível em https://www.akamai.com/fr/fr/multimedia/documents/state-of-the-internet/q1-2017-state-of-the-internet-connectivity-report.pdf. Acesso em 21-2-18.

[2] Disponível em http://agenciabrasil.ebc.com.br/geral/noticia/2017-10/relatorio-aponta-brasil-como-quarto-pais-em-numero-de-usuarios-de-internet. Acesso em 18-2-2018.

O CONTEXTO ATUAL E A EMPRESA DE BELEZA

Com o advento da conexão móvel, cuja velocidade média no Brasil no primeiro trimestre de 2017 era de 5,2 Mbps, as redes sociais ganharam preponderância no uso da internet. Uma pesquisa realizada pela empresa Ericsson,[3] em 2015, demonstrou que 80% do tráfego da internet móvel brasileira é gerado pelos aplicativos Facebook, com 28% dos dados, WhatsApp, com 13%, Google Chrome, com 16%, YouTube, com 15%, e Instagram, com 6%. Por exemplo, o WhatsApp, que iniciou suas operações em 2009, alcançou, em 2017, 1 bilhão de usuários ativos por dia no mundo.[4]

Aliadas à tecnologia, as redes sociais constituem um fato que não pode ser ignorado. No entanto, cabe discorrer sobre alguns cuidados ao utilizar esses recursos tecnológicos com seu cliente em potencial:

- conhecer qual é a percepção do seu público em relação a sua marca ou a seus serviços antes de iniciar qualquer ação na internet;

- cada mídia requer planos específicos. Portanto, mídia diferente, plano diferente;

- lembrar-se de que você vai "arrolar" pessoas a sua volta, que podem segui-lo e aguardar sempre coisas novas, e a periodicidade dessas publicações vai definir a fidelidade dessas pessoas. Procure gerar conteúdo útil;

- a partir do momento em que você dá início a sua presença na mídia, ela deve permanecer, preferencialmente, de modo contínuo;

- acompanhe as manifestações dos usuários daquela mídia, elas podem trazer "dicas" importantes para melhor atendê-los;

- por fim, estabeleça em seu plano uma forma de medir os resultados de cada plataforma.

No capítulo *Marketing* para a empresa de beleza, serão apresentados novos meios de utilizar as ferramentas eletrônicas para a conquista e a manutenção de clientes no salão de beleza.

---

[3] Divulgada em fevereiro de 2015 no *link* http://g1.globo.com/tecnologia/noticia/2015/02/whatsapp-e-o-4-maior-aplicativo-da-internet-movel-do-brasil.html. Acesso em 3-7-2015.

[4] De acordo com informações disponíveis no *site* https://g1.globo.com/tecnologia/noticia/whatsapp-atinge-marca-de-1-bilhao-de-usuarios-ativos-por-dia.ghtml. Acesso em 21-2-2018.

O salão de beleza nesse contexto

Como foi apresentado no início deste capítulo, o empresário de beleza deve buscar diferenciações, e não só o preço. Para isso, é necessário identificar claramente qual é o seu consumidor e o perfil dele – o que ele faz, o que pratica, onde pratica, em quais produtos investe seu dinheiro, etc. Além disso, demanda-se do empresário um trabalho árduo e constante para manter seus clientes. É importante lembrar que os investimentos empregados para conquistar um cliente novo são mais altos do que para manter os clientes existentes. Por outro lado, é esse trabalho construído com paciência e persistência que poderá consolidar, financeiramente, seu negócio. É importante também enfatizar que o valor de um cliente é muitas vezes maior do que o valor de sua compra. Esse é um trabalho diário de ampliação da carteira de novos clientes e também um trabalho contínuo para manter os clientes atuais – que devem ser tratados sempre como se fosse a primeira vez deles em nosso estabelecimento.

Portanto, há a necessidade de identificar esse cliente para que a empresa proporcione diferenciais a esse processo de manutenção. Para não se tornar repetitivo, esses diferenciais podem ser encontrados no capítulo *Marketing* para a empresa de beleza. O empresário e toda sua equipe devem apresentar razões efetivas para que o consumidor escolha o seu salão entre tantos outros. Essas razões passam, necessariamente, pela qualidade do atendimento e dos produtos utilizados, e pelos diferenciais do salão – como a decoração, o espaço físico, os equipamentos, o respeito ao consumidor, etc. Deve-se considerar também o planejamento financeiro que resultará em um preço adequado (visível para quem compra), para que o consumidor esteja disposto a pagar pelo serviço oferecido. Para tanto, é preciso pensar em nível global no negócio para atender às demandas do consumidor. Estar antenado com os fatos de seu segmento, para atender cada cliente como se ele fosse "único". Assim, não basta o empresário ter esse pensamento; é necessário preparar toda a equipe, mesmo os profissionais terceirizados, pois caso haja qualquer deslize no tratamento, todo o investimento financeiro e de tempo será perdido. São necessárias reuniões constantes com a equipe e, ao mesmo tempo, orientá-la quanto ao perfil do consumidor. Além disso, também é importante obter contribuições da equipe, a fim de delinear melhor esse perfil. Nesse cenário, não basta "parecer" bom, é preciso "ser" bom. O cliente tem que ser levado a perceber a diferença que você oferece com seu serviço; só assim ele vai permanecer e deixar-se atender por você e por sua equipe.

O salão de beleza como empresa

O salão de beleza é uma empresa como qualquer outra, mesmo que formada apenas pelo sócio e por mais um ou dois funcionários. As pessoas que buscam seus serviços ou produtos em seu estabelecimento estarão sob seus cuidados ou vão procurar outra empresa. Assim, a regra da "lei de mercado" valerá também para qualquer estabelecimento, ainda que atue como autônomo. Portanto, o seu público requer e merece a atenção que outras empresas poderão lhe dispensar. É bom lembrar que os clientes tenderão a se fidelizar àquela empresa com a qual mais se identificarem e que os tratarem como eles esperam. No transcorrer desta leitura você obterá mais detalhes de como conquistar e manter seus clientes. Por ora, cabe ressaltar que a empresa de beleza não pode ignorar os mais variados recursos que estão à disposição, principalmente os tecnológicos, como *softwares*, aplicativos, redes sociais e outros, sob pena de perder uma grande fatia do mercado, levando-o, em último caso, ao fechamento do negócio.

Assim, com a mesma velocidade em que o gestor pratica a sua presença na formação de redes sociais em seu benefício, poderá fazê-lo em nome da empresa, ou seja, poderá criar grupos por assunto e transformá-los em *blogs*, grupos no Facebook ou no WhatsApp, e por meio deles se comunicar com seu público-alvo, conforme o interesse do grupo formado. Como sua empresa é de serviços, poderá adotar o critério de informações úteis, por exemplo, dicas "para as unhas", "para a pele", "para os cabelos", entre outras, e assim manter contato com as pessoas dos grupos formados. Nesse contexto, duas importantes palavras de ordem são criatividade e engajamento.

O PROFISSIONAL DE BELEZA

Introdução

O profissional de beleza pode ser definido como o indivíduo que procurou informações técnicas para exercer determinada atividade da área da beleza. A constante execução de determinados serviços sugere também um profissional, mas, sem o conhecimento técnico, o que se tem, na verdade, é apenas mais um semiprofissional, que, para desempenhar a plenitude de seu ofício, deve adquirir complementações que vão além da vida prática ou juntar-se a outros profissionais que possuam a *expertise* que lhe falta. Independentemente da maneira como é adquirido, o conhecimento técnico é fundamental para uma perfeita gestão.

Portanto, o profissional de beleza poderá ser aquele tecnicamente formado numa das áreas que identificam o segmento:

- cabelos;
- maquilagem;
- estética;
- depilação.

O ingresso do indivíduo nesse campo de trabalho ocorre principalmente por meio de cursos técnicos que, tão logo concluídos, ou mesmo em seus meses finais, permitem-lhe dar início a suas atividades. Entre as várias formas de começar, muitos profissionais optam por "trabalhar por conta própria", prestando serviços a terceiros, em salões ou clínicas, até que tenham acumulado um volume de informações e recursos financeiros que lhes dê segurança para se estabelecerem como autônomos ou empresários.

As formas de atuação

A variedade dos modos de trabalhar na área de beleza vai da total informalidade à atividade empresarial – e esta é o ápice das conquistas empreendedoras.

Informal

Como o nome indica, o modo informal tem o sentido de executar os serviços sem as formalidades exigíveis, sem regras, isto é, sem exigências sociais, culturais e, sobretudo, legais. Os profissionais que começam a atuar desse modo – cerca de 15% do total – são conhecidos como *freelancers*, avulsos ou autônomos.

Assim, uma vez concluída a formação técnica, o profissional trabalhará, informalmente, em espaços de sua residência ou na residência do cliente, como lhe convier. A partir do momento em que essa situação informal passa a estancar o crescimento e as expectativas empreendedoras da pessoa, ela automaticamente buscará formas para oficializar-se no mercado, registrando-se, na maioria dos casos, como autônomo.

Autônomo

Caracteriza-se pelo trabalho individual ou destinado a terceiros, em que o autônomo estabelece suas próprias regras. Esta é a principal modalidade adotada pelos profissionais da área de salões de beleza. Será necessário que o interessado realize seu registro na prefeitura da cidade onde reside. O processo de registro varia entre os municípios, mas geralmente exige-se a apresentação de um comprovante de residência, do Cadastro da Pessoa Física (CPF) e do Registro Geral (RG, documento de identidade).

Juridicamente, pode-se conceituar o serviço autônomo como aquele executado por um indivíduo que assume a atividade por conta própria, fixando ele mesmo seu horário, sua remuneração, enfim, seus critérios. O tomador dos serviços poderá estipular parâmetros para sua execução, mas quem determina concretamente as regras de como efetivá-los é o autônomo.

O trabalhador autônomo caracteriza-se por:

- estabelecer seus próprios horários;
- poder trabalhar em local próprio ou que não seja do tomador do serviço;
- poder manter contrato com diversos tomadores de serviço;
- fixar sua própria rotina;
- não possuir direitos trabalhistas;
- só contar com um ganho aleatório;
- ter de assumir o risco da atividade;

ORGANIZAÇÃO DE UMA EMPRESA DE BELEZA

- ter o dever da cortesia e não o da obediência;

- manter habitualidade na atividade profissional.

Por tudo isso, os profissionais de beleza, em sua maioria, iniciam nesta modalidade. Contudo, com a introdução da lei que regulamenta o Microempreendedor Individual (MEI), esse tipo de registro passou a oferecer mais amparo, como veremos adiante. Mesmo assim, muitos desses profissionais atuam como empregados e outros, como empresários.

Microempreendedor individual (MEI)

O trabalho na informalidade não é bom nem para o executante nem para a sociedade, uma vez que, para os efeitos legais, ele ou o serviço executado não existem. Para os usuários que utilizam os serviços informais também não há nenhuma garantia e, muito menos, segurança, sobretudo quando se trata de serviços pessoais. Para o executante, a informalidade o coloca na clandestinidade e ele sempre deverá responder por seus atos e, como não há como se provar o contrário, responderá até mesmo pelo que não tenha acontecido por sua negligência. No passado, não havia nenhuma lei favorável a esse tipo de prestação de serviços, então, o mais indicado para evitar toda esta exposição pelo trabalho executado era o registro como autônomo. No entanto, com a Lei complementar nº 128, de 19 de dezembro de 2008, o governo procurou criar condições especiais para que esse trabalhador pudesse se tornar um empreendedor legalizado. Com isso, oficializou-se a situação do microempreendedor individual (MEI).

Na realidade, no âmbito da lei, o microempreendedor individual é aquele que trabalha por conta própria e que se registrou como pequeno empresário. Essa legalização tem amparo com condições especiais para evitar também que esse empreendedor tenha sobrecarga tributária. Porém, para poder se enquadrar no MEI, é necessário observar que o faturamento anual não pode ultrapassar R$ 81.000,00 (a partir de 2018) e o interessado não poderá participar do quadro societário de outra empresa. Esse valor é o equivalente a R$ 6.750,00 como média mensal. A legislação permite ainda que o MEI tenha um empregado contratado que receba o salário mínimo ou piso da categoria.

Entre as vantagens oferecidas por esse enquadramento está o registro no Cadastro Nacional de Pessoas Jurídicas (CNPJ), o que facilita as transações com bancos e fornecedores, além da autorização para emissão de nota fiscal.

O MEI será enquadrado no Simples Nacional e ficará isento dos tributos federais [Imposto de Renda, PIS (Programa de Integração Social), Cofins (Contribuição para o Fundo de Seguridade Social), IPI (Imposto sobre Produto Industrializado) e CSLL (Contribuição Social sobre o Lucro Líquido)]. No entanto, pagará um valor fixo equivalente a 5% do salário mínimo (R$ $ 954,00 × 5%), ou seja, R$ 47,70, referente à contribuição ao Instituto Nacional do Seguro Social (INSS), acrescido de R$ 5,00 (prestação de serviços) ou R$ 1,00 (para comércio e/ou indústria) relativos ao ICMS (Imposto sobre Circulação de Mercadorias e Prestação de Serviços). Contudo, cabe ao leitor atualizar esses valores com seu contador ou mediante acompanhamento dos valores do salário mínimo. Com essas contribuições, o MEI dá acesso a benefícios como auxílio-maternidade, auxílio-doença, aposentadoria, entre outros.

No entanto, é importante lembrar que, para que o interessado possa usufruir desses benefícios, ele deverá consultar, primeiro, a prefeitura onde estará instalada sua base para verificar se seu município também participa do MEI para os tipos de negócio definido. Também é possível baixar, no Portal do Empreendedor,[1] um arquivo que contém os serviços que são passíveis de registro nessa modalidade de enquadramento.

Alguns benefícios advindos com o registro no MEI:

- sair da informalidade: o modelo permite que o empreendedor deixe a informalidade, legalizando seu negócio. Com isso, passa a ter maior credibilidade comercial, além de ampliar possibilidades de créditos com taxas diferenciadas;

- participar do sistema previdenciário: o empresário/empreendedor passa a fazer parte do sistema regido pela Previdência Social e, consequentemente, é amparado com benefícios nos casos de doença, invalidez, aposentadoria por idade, além de pensão por morte;

---

[1] Disponível em http://www.portaldoempreendedor.gov.br. Acesso em 20-12-2017.

- escrituração simplificada: com o preenchimento do DASN-SIMEI (Declaração Anual do Simples Nacional – no Sistema MEI), diretamente no portal do Simples Nacional;

- simplificação dos tributos: conforme descrito anteriormente;

- possibilidade de contratações: o MEI poderá contratar até um funcionário, mas deverá pagar as obrigações trabalhistas desse funcionário, como o FGTS (8% do salário), décimo terceiro salário, férias, entre outros, que serão descritos a seguir.

Empregado

O profissional que se encontra nessa modalidade distingue-se pelo fato de prestar serviços remunerados, mediante um contrato, por prazo determinado ou não, que lhe assegura todos os direitos trabalhistas vigentes no país, como os seguintes.

- Registro em carteira profissional: todo empregado tem direito a esse registro, que o habilita a usufruir dos direitos trabalhistas.

- Salário: é assegurado ao empregado, independentemente da forma de remuneração, o valor de um salário mínimo (ou o mínimo da categoria).

- Fundo de garantia por tempo de serviço (FGTS): sobre o valor dos salários pagos, o empregado tem o direito ao depósito mensal, em sua conta vinculada, da importância equivalente a 8%; esse depósito é responsabilidade do empregador.

- Férias: após 12 meses de trabalho na mesma empresa, o empregado tem direito a um período de férias, determinado com base no número de faltas injustificadas (durante o período aquisitivo):
  - ✓ de 0 a 5 faltas – direito a 30 dias corridos;
  - ✓ de 6 a 14 faltas – 24 dias corridos;
  - ✓ de 15 a 23 faltas – 18 dias corridos;
  - ✓ de 24 a 32 faltas – 12 dias corridos;
  - ✓ mais de 32 faltas – sem direito a férias.

- Décimo terceiro salário: também conhecido como gratificação de Natal, corresponde a um salário devido ao empregado, proporcional aos meses trabalhados durante o ano. A primeira parcela do décimo terceiro pode ser paga entre o primeiro dia de fevereiro e 30 de novembro, e equivale à metade do salário recebido pelo empregado no mês anterior. A segunda parcela deve ser paga até o dia 20 de dezembro de cada ano, no valor da remuneração do salário do empregado, em dezembro, deduzido o valor da primeira parcela.

- Vale-transporte: compete à empresa o pagamento dos transportes utilizados pelo empregado quando esse valor ultrapassar 6% de seu salário nominal. Para isso, o empregado precisa se munir do documento Declaração de Deslocamento ou, caso queira deixar de recebê-lo, do Termo de Renúncia do Vale-Transporte.

No momento do desligamento

Existem outros direitos que se configuram no ato do desligamento. Sempre lembrando que aquilo que constitui direito ao empregado constitui obrigação ao empregador. Primeiro, é importante conhecer como se deu o desligamento – se ele solicitou demissão ou se foi desligado.

Para os que solicitam demissão, esses terão direito a:

- décimo terceiro salário proporcional aos meses trabalhados, sendo $\frac{1}{12}$ para cada fração de 15 dias trabalhados;

- saldo de salários, pelos dias trabalhados;

- férias vencidas.

Quem solicita a demissão não terá direito ao saque do FGTS nem ao aviso prévio. Aliás, poderá ser exigido seu cumprimento pela empresa e, nesse caso, retardará a saída do funcionário. Portanto, havendo necessidade, o empregador poderá exigir que a pessoa que solicitou a demissão cumpra o aviso prévio. A negação desse cumprimento pelo empregado ensejará direito ao empregador de descontar o valor equivalente ao período exigido da rescisão do contrato de trabalho. O artigo que trata do aviso prévio na Consolidação das Leis do Trabalho (CLT) é o de número 487 e traz as seguintes considerações:

ORGANIZAÇÃO DE UMA EMPRESA DE BELEZA

- Não havendo prazo estipulado, a parte que, sem justo motivo, quiser rescindir o contrato deverá avisar a outra da sua decisão com a antecedência mínima de oito dias, se o pagamento for efetuado por semana ou tempo inferior, ou trinta dias a quem recebe por quinzena ou mês, ou ainda que tenha mais de 12 (doze) meses de serviços na mesma empresa.

- A falta do aviso prévio por parte do empregador ou, ainda, a decisão de que o empregado não necessita cumprir o aviso prévio, dá ao empregado o direito aos salários correspondentes ao prazo do aviso.

- A falta do aviso prévio por parte do empregado dá ao empregador o direito de descontar os salários correspondentes ao prazo respectivo.

- Em se tratando de salário pago na base de tarefa, o cálculo, para os efeitos dos parágrafos anteriores, será feito de acordo com a média dos últimos 12 (doze) meses de serviço. Caso houver horas extraordinárias como prática habitual, estas também integram o aviso prévio.

- A nova Lei nº 12.506/2011 trouxe uma indenização adicional por causa do aviso prévio, ou seja, mais três dias por ano trabalhado a partir do primeiro ano trabalhado. Assim até um ano de trabalho o aviso prévio será de 30 dias, ou conforme cita o artigo 487. A partir de um ano, serão acrescidos mais 3 dias a cada ano trabalhado na mesma empresa, até o limite de 60 dias, totalizando, neste caso, um aviso prévio de 90 dias.

Existem mais alguns direitos, como é o caso do trabalho de gestantes, menores e pessoas com deficiência física. Para aqueles que pretendem atuar como empresários, orientamos que complementem essas informações com um contador, profissional habilitado a oferecer essas orientações.

Esses são os principais direitos trabalhistas. Há outros que, por força de convenção coletiva, firmada por meio de sindicatos, tornam-se tão exigíveis quanto os constantes da Consolidação das Leis do Trabalho – o conjunto das leis que regem o sistema trabalhista no Brasil. Apesar de tais direitos, nas empresas de beleza, ou mesmo nas subcontratações, a maioria dos profissionais é contratada em regime de autônomo. Desse modo, é possível que a empresa ou um autônomo contrate profissionais também autônomos, sem vínculo empregatício.

As relações de trabalho em algumas empresas de beleza fazem que a legislação em vigor passe a ser figurativa, o que, evidentemente, não a invalida, antes acentua seus pontos fortes para realizar uma reclamação trabalhista.

Empresário

Ser empresário consiste em levar a efeito ideias novas e próprias, aceitar desafios, ter consciência dos riscos implicados nesses desafios e habilidade para assumi-los. Trata-se da segunda modalidade mais frequente, só superada pelo trabalho autônomo. São características básicas do empresário:

- a total liberdade na definição do destino de seu negócio (pois é ele quem define as regras quanto a funcionamento, atendimento, controles, recursos, etc.);
- a total autonomia no que se refere a custos e preços;
- a responsabilidade de assumir o sucesso ou o fracasso do empreendimento.

Por outro lado, exigem-se do empresário:

- habilidade no relacionamento interpessoal;
- iniciativa e, sobretudo, muita vontade;
- otimismo, mesmo sem perder de vista a possibilidade do fracasso;
- capacidade para transformar ideias em realizações;
- independentemente da área de atuação (cabelos, maquilagem, estética ou depilação), um mínimo senso de organização e administração.

Nessa modalidade, as relações de trabalho dividem-se em dois grupos:

- entre sócios – existem empresas nas quais os sócios se completam, o que corresponde exatamente à função da sociedade. Contudo, existem sociedades nas quais os sócios são eminentemente técnicos; nesse caso, é necessário repartir as atribuições administrativas entre aqueles que tenham um mínimo de afinidade com esse departamento. Se isso não acontecer, será preciso contratar imediatamente alguém que assuma o papel de administrador, a fim de não se submeter ao risco de perder todos os investimentos e de frustrar todas as expectativas;

- entre patrão e empregado – aqui a relação passa a ter características necessariamente trabalhistas. Nesse sentido, o empresário deve cultivar um bom relacionamento com seus empregados, sem, entretanto, contaminar a administração com sentimentos, preconceitos ou hábitos domésticos, pois afinal foi ele o único a colocar em risco todo um patrimônio (financeiro, mobiliário, físico, psicológico). Deve ser realista e respeitar a equipe de trabalho como elemento necessário para a busca de resultados, tanto para a empresa quanto para a própria equipe.

Salão parceiro e profissional parceiro

Com a promulgação da Lei nº 13.352, de 27 de outubro de 2016 (que alterou a Lei nº 12.592, de 18 de janeiro de 2012), surge, atualiza e moderniza a situação das parcerias no salão de beleza, identificando o "salão parceiro" e o "profissional parceiro".

Na realidade, a Lei de 2016 regulamenta uma prática já bastante conhecida nos salões de beleza, que são os profissionais que atuavam (ou atuam) nesses salões mediante recebimento de parte do valor dos serviços prestados. Assim, os salões de beleza poderão firmar contratos de parceria com profissionais, objeto dos serviços prestados no segmento (profissionais que prestam serviços de cabeleireiro, barbeiro, esteticista, manicure, pedicure, depilador e maquiador) sem que, para isso, requeira a contratação conforme a Consolidação das Leis do Trabalho (CLT). Esses profissionais poderão atuar como microempresa ou microempreendedor individual (MEI). No entanto, os profissionais que exercerem nos salões atividades que tenham características de funções de recepção, gestão de serviços e comerciais estarão sujeitos à contratação pela CLT.

Nesse caso, o salão parceiro será responsável pela centralização dos pagamentos e recebimentos decorrentes das atividades fins, devendo reter sua cota-parte percentual, fixada em contrato da parceria, além dos valores relativos a tributos e contribuições sociais e previdenciárias devidos pelo profissional parceiro incidentes sobre a cota-parte que a este (profissional parceiro) couber na parceria. Conforme o parágrafo 5º do art. 1º da referida Lei, a cota-parte destinada ao profissional parceiro não será considerada para efeito da receita bruta do salário parceiro, ainda que adotado o sistema de emissão de nota fiscal unificada ao consumidor.

É importante registrar que o profissional parceiro não poderá assumir obrigações decorrentes da administração da pessoa jurídica do salão parceiro. Além disso, o contrato de parceria de que trata essa Lei deverá ser firmado entre as partes mediante ato escrito e homologado pelo órgão local competente do Ministério do Trabalho e Emprego (MTE) ou outro por ele designado. Devem fazer parte do contrato as cláusulas obrigatórias, conforme parágrafo do artigo mencionado:

- percentual das retenções pelo salão parceiro. Sendo necessários os valores de cada serviço relacionado que pode ser prestado;

- obrigatoriedade, por parte do salão parceiro, de retenção e de recolhimento de tributos e contribuições sociais e previdenciárias devidas pelo profissional parceiro em decorrência de suas atividades na parceria;

- condições e periodicidade do pagamento ao profissional parceiro;

- direitos do profissional parceiro quanto ao uso de bens materiais necessários ao desempenho das atividades profissionais, bem como sobre o acesso e a circulação nas dependências do estabelecimento;

- possibilidade de rescisão unilateral do contrato para o caso de não subsistir interesse na sua continuidade, mediante aviso prévio de, no mínimo, trinta dias;

- responsabilidade de ambas as partes quanto à manutenção e à higiene de materiais e equipamentos, das condições de funcionamento do negócio e do bom atendimento aos clientes;

- obrigatoriedade do profissional parceiro de sua manutenção da regularidade de sua inscrição perante as autoridades.

Inexiste a relação de emprego ou de sociedade com o salão parceiro enquanto perdurar a relação de parceria de que trata a Lei e durante a vigência do contrato. No entanto, será configurado vínculo empregatício entre a pessoa jurídica do salão parceiro e o profissional parceiro se:

- não existir contrato de parceria formalizado na forma descrita na Lei citada; e
- o profissional parceiro desempenhar funções diferentes das descritas no contrato de parceria.

As relações no trabalho

As relações no trabalho estão presentes desde o processo de recrutamento. Neste tópico, trataremos das relações puramente de comunicação e de interpretação da Lei. A legislação trabalhista que também está envolvida nas relações no trabalho foi tratada anteriormente neste capítulo.

A forma como são tratadas e contratadas as pessoas em salões de beleza pode deixar a legislação trabalhista à margem, fato que não é bom para o empresário ou mesmo para o autônomo que tem apenas um auxiliar, pois existem diversos pontos que acentuam a possibilidade de reclamação no decorrer de um contrato ou no encerramento dele. Além disso, qualquer reclamação trabalhista, em termos de custos, pode inviabilizar o negócio.

Em termos empresariais, a maior preocupação por parte de quem contrata é a forma de contratação, pois é a prática habitual de prestação de serviços de pessoa física para pessoa física ou jurídica que caracteriza o vínculo empregatício. A fim de evitar problemas futuros, é sempre melhor registrar o funcionário, uma vez que o registro é obrigatoriedade prevista na CLT, e seu descumprimento implicará sanções de valor muitas vezes superior aos custos decorrentes do registro feito corretamente.[2]

De qualquer modo, as relações do trabalho, em sua maioria, estão ligadas à legislação trabalhista. Esta, sobretudo, visa proteger o trabalhador, mas é muito ampla, possibilitando que razões diferentes das trabalhistas sejam amparadas por ela, ainda que a origem da questão tenha se dado em mal-entendidos na comunicação interpessoal.

---

[2] A esse propósito, devem-se acompanhar os desdobramentos da reforma trabalhista de 2017 e como ela afetará os salões de beleza mais especificamente.

Desse modo, o empresário ou o gestor deve ter certos cuidados nas relações com seus contratados e ter boa comunicação e ética para evitar que problemas dessa natureza culminem em situações que a legislação trabalhista seja acionada pelo trabalhador.

Todo e qualquer trabalho de gestão requer bom relacionamento; para tanto, é necessário conhecer as pessoas com quem trabalhamos e com as quais nos relacionamos – isso vale para clientes, fornecedores e equipe do salão de beleza. É importante realizar, ao menos uma vez por semana, uma reunião com a equipe para ouvi-los e, na medida do possível, encaminhar os problemas que eles relatarem. Considere que aquele que se manifesta expondo algum problema do cotidiano do trabalho – ainda que soe como uma reclamação – tem a intenção de melhorar o ocorrido ou o ambiente de trabalho, e isso é importante para o melhor desempenho de todos no negócio. Portanto, não se deve considerar essas manifestações em desacordo com a forma de gerir o negócio; pelo contrário, deve-se ouvi-las, e, se forem pertinentes, acatá-las. Por outro lado, a boa comunicação também permitirá que a equipe entenda os reais motivos de não se colocar em prática determinada sugestão. Ao recusar alguma sugestão da equipe, apresente uma real justificativa para não acatá-la. Ou, então, procure com a equipe a solução para o problema apresentado.[3]

Portanto, atuando com clareza e transparência nas relações, é possível reduzir muito os conflitos que surgem e que, por falta de esclarecimentos, resultam problemas trabalhistas e acabam tendo de ser amparados pela legislação trabalhista.

Ética e cidadania

Define-se como ética a "parte da filosofia responsável pela investigação dos princípios que motivam, distorcem, disciplinam ou orientam o comportamento humano, refletindo a respeito da essência das normas, valores, prescrições e exortações presentes em qualquer realidade social".[4] Ou ainda: ética é o "estudo dos juízos de apreciação referentes à conduta humana, do ponto de vista

---

[3] O leitor perceberá que este texto está mais direcionado ao gestor, tanto o gestor empresário como aquele que trabalha como autônomo com apenas um auxiliar.

[4] Antônio Houaiss e Mauro de Salles Villar, *Dicionário Houaiss da Língua Portuguesa* (Rio de Janeiro: Objetiva, 2001), p. 1.271.

ORGANIZAÇÃO DE UMA EMPRESA DE BELEZA

do bem e do mal".[5] A cidadania define-se como a "qualidade ou condição de cidadão. [...] condição da pessoa que, como membro de um Estado, se acha no gozo de direitos que lhe permitem participar da vida política [...]. O cidadão é o indivíduo que, como membro de um Estado, usufrui de direitos civis e políticos garantidos pelo mesmo Estado e desempenha os deveres que, nesta condição, lhe são atribuídos".[6]

Pela definição do *Dicionário Houaiss da Língua Portuguesa*, é possível observar que ética e cidadania se complementam e, ao mesmo tempo, mantêm relação de dependência entre si. Se, por um lado, a ética procura orientar as relações do indivíduo em um contexto social, a cidadania é a ação desse indivíduo com os mesmos valores identificados pela ética para ser um cidadão.

Para o aprofundamento desse tema, é necessário buscar momentos históricos, cerca de 2.500 anos, quando pensadores lutavam com palavras para identificar seus pensamentos contra imperadores que, conscientes ou não, retiravam do cidadão o direto à cidadania sem se preocupar que essa atitude pudesse lhes causar algum desconforto – moral ou ético.

De acordo com Cavalcanti:

> A origem da palavra ética vem do grego *ethos*, que quer dizer o modo de ser, o caráter. Os romanos traduziram o *"ethos"* para o latim *"mos"* (ou no plural *"mores"*), que quer dizer costume, de onde vem a palavra moral. Tanto *"ethos"* (caráter) como *"mos"* (costume) indicam um tipo de comportamento propriamente humano que não é natural, o homem não nasce com ele como se fosse um instinto, mas que é "adquirido ou conquistado por hábito" (Vázquez). Portanto, ética e moral, pela própria etimologia, dizem respeito a uma realidade humana que é construída histórica e socialmente a partir das relações coletivas dos seres humanos nas sociedades onde nascem e vivem".[7]

---

[5] Aurélio Buarque de Holanda Ferreira, *Miniaurélio século XXI*. Minidicionário da Língua Portuguesa. 4ª ed. (Rio de Janeiro: Nova Fronteira, 2000).

[6] Antônio Houaiss e Mauro de Salles Villar, *op. cit.*, p. 714.

[7] Alberes de Siqueira Cavalcanti, *Ética e cidadania na prática educacional*. Texto de referência para o curso de preparação de tutoria na plataforma Moodle – Universidade Guarulhos, 2009. São Paulo: Centro de Defesa dos Direitos da Criança e do Adolescente – Pe. Marcos Passerine (2002), p. 4.

Com base nessa citação, é possível identificar que tanto ética como moral são atribuições humanas inerentes e aprendidas na sociedade em que o indivíduo nasce e vive. Desse modo, ambas são aprendidas no transcorrer da vida. Vázques,[8] autor mencionado na citação, é mais enfático quando afirma "é adquirido ou conquistado por hábito". Assim, não basta inserir o tema na educação, será necessária a consciência de sua prática por parte daqueles que pertencem a determinada sociedade. Por outro lado, isso gera uma interpretação de ética e cidadania necessariamente vinculada à sociedade em que o indivíduo se encontra ou vive.

Contudo, o advento das novas tecnologias constrói uma sociedade global, fato que requer que novos valores, preceitos e regras sejam estabelecidos, fazendo surgir uma nova ordem de ética global, praticada pelos cidadãos locais.

Herbert de Souza (o Betinho, 1935-1997) e Carla Rodrigues, ao escreverem sobre esses temas em seu livro *Ética e cidadania*, afirmam:

> Ética é um conjunto de princípios e valores que guiam e orientam as relações humanas. Esses princípios devem ter características universais, precisam ser válidos para todas as pessoas e para sempre. Acho que essa é a definição mais simples: um conjunto de valores, de princípios universais que regem as relações das pessoas.[9]

Herbert de Souza (Betinho) apresenta uma definição mais atual, embora tenha sido escrita em 1994, mas, por seu histórico de vida, ele conseguiu captar e transmitir a versão global da ética.

Na realidade, nenhum indivíduo consegue sobreviver sozinho. Portanto, vive em comunidade e consequentemente experimenta relações de convívio nesse grupo, que são reguladas por valores, normas e preceitos identificados por moral, que normatizam o comportamento do indivíduo no grupo social. A ética se define como a teoria ou a ciência do comportamento moral que procura justificar ou criticar a moral que se pratica nessa ou em outra sociedade.

---

[8] Cf. Vázques, *apud* Alberes de Siqueira Cavalcanti, *op. cit.*, p. 4.

[9] Herbert de Souza e Carla Rodrigues, *Ética e cidadania: uma entrevista de Betinho* (São Paulo: Moderna, 1994), p. 13.

Portanto, em sua interpretação a ética é mais abstrata do que a moral, mas a moral só se realiza na prática da ética.

> Não sem motivos fala-se numa crise ética, já que tal realidade não pode ser reduzida tão somente ao campo político-econômico, envolve questões de valor, de convivência, de consciência e de justiça. Envolve vidas humanas. Onde há vida humana em jogo, impõe-se necessariamente um problema ético. O homem, enquanto ser ético, enxerga o seu semelhante, não lhe é indiferente o apelo que o outro lança de ser tratado como gente e não como coisa ou bicho. Neste sentido, a Ética vem denunciar toda realidade em que o ser humano é coisificado e animalizado, ou seja, em que o ser humano concreto é desrespeitado na sua condição humana.[10]

Para Valls,

> A ética é daquelas coisas que todo mundo sabe o que são, mas que não são fáceis de explicar, quando alguém pergunta. [...] Tradicionalmente ela é entendida como uma reflexão, científica ou filosófica, e eventualmente até teológica, sobre os costumes ou sobre as ações humanas. Mas também chamamos de ética a própria vida, quando conforme aos costumes considerados corretos. A ética pode ser o estudo das ações ou dos costumes, e pode ser a própria realização de um tipo de comportamento.[11]

Ética e moral

Observamos que a utilização dos termos pode confundir as interpretações quanto à ética e à moral. Mas até onde se pode dizer o que é ético e até onde se pode dizer que é moral?

Em alguns momentos as duas palavras são utilizadas como sinônimas. Nas mídias eletrônicas e televisivas, constantemente assistimos a manifestações por ética, moral, moralismo, que, para o cidadão comum, pode até se reduzir a uma interpretação como "a prática de boas maneiras", afinal, como se pode

---

[10] Alberes de Siqueira Cavalcanti, *op. cit.*

[11] Álvaro L. M. Valls, *O que é ética* (São Paulo: Brasiliense, 1991), p. 7.

observar em Valls, é aquilo que é praticado e supostamente sabido, porém de difícil explicação. Ora, embora a afirmativa deva ser aceita como verdade, não se pode ignorar que apenas a prática, sem a reflexão, leva à deterioração dessa interpretação e, consequentemente, à redução de sua prática. Não seria esse o motivo de tantas instituições de uma mesma sociedade clamarem por ética e por moral?

Para Herbert de Souza, existe uma diferença entre moral e ética; ele explica:

> A ética é muito mais ampla, geral, universal do que a moral. A ética tem a ver com princípios mais abrangentes, enquanto a moral se refere mais a determinados campos da conduta humana. Quando a ética desce de sua generalidade, de sua universalidade, fala-se de uma moral. Acho que podemos dizer que a ética dura mais tempo, e que a moral e os costumes prendem-se mais a determinados períodos. Mas uma nasce da outra. É como se a ética fosse algo maior e a moral fosse algo mais limitado, restrito, circunscrito.[12]

Para Carvalho[13] a moral é normativa, reúne normas, princípios, preceitos, costumes e valores que norteiam o comportamento humano em um grupo social ao qual o indivíduo pertence, enquanto a ética se define como a teoria, o conhecimento ou a ciência do comportamento moral, que procura explicar ou criticar a moral da sociedade.

Ainda que, ao estudar e interpretar a ética e a moral, estas possam soar como algo departamentalizado e, ao mesmo tempo, harmonioso, nas relações isso não é bem assim. Surgem conflitos, principalmente no campo em que o indivíduo representa ou personifica a ética. De um lado, existem movimentos pela manutenção dos padrões atuais e, de outro, um movimento na busca de inovações. Isso ocorre porque o homem é um agente de mudança da sociedade. Por consequência, ele procura adaptar as coisas ao meio em que vive, o que provoca adequações necessárias – novos formatos e novos modelos –, exigindo novas regras, novos preceitos e valores, e – por que não? – adequação prática da ética.

---

[12] Herbert de Souza e Carla Rodrigues, *op. cit.*, p. 13.

[13] Luis Carlos Ludovikus Carvalho, *Ética e cidadania* (Belo Horizonte: Banco de Estudos – Assembleia Legislativa de Minas Gerais, 2003).

ORGANIZAÇÃO DE UMA EMPRESA DE BELEZA

Na década de 1950, por exemplo, o mundo pensava as questões relativas à reprodução humana de um modo; isso exigia um comportamento ético coerente com o conhecimento dessa época. No entanto, na atualidade, os avanços tecnológicos permitem, por exemplo, a clonagem nos processos de reprodução, fato que demanda adequações da moral e, consequentemente, da ética relativos a essa questão.

Ainda podemos tecer mais uma consideração fundamentada no pensamento de Herbert de Souza, que é o "moralismo" e a legitimação da ética. Relacionado ao moralismo, Betinho o define como uma "doença" da ética: "Moralismo equivale a uma espécie de loucura da ética – é quando se perde o sentido geral das coisas para se apegar a certos pontos ou normas, que são tomados de forma absoluta, sem levar em conta a amplitude, o conjunto. [...] Trata-se de uma manifestação doentia de alguma coisa que perde o seu verdadeiro sentido".[14]

Quanto à legitimação da ética, Betinho descreve que a ética é legitimada por:

> sua racionalidade. E, mais do que isso, a força e a transparência de determinados princípios que parecem evidentes em si mesmos. Por exemplo, não matar. "Não matar" é um princípio que deve ser universal, deve fazer parte do senso comum. Se fosse permitido matar, o canibalismo, a guerra, o genocídio também estariam autorizados e o caos se estabeleceria. Então a sociedade ficaria inviável, porque não há possibilidade de convivência sem o respeito a certos princípios.[15]

Portanto, conclui-se que não é possível dissociar ética de política e de cidadania.

Cidadania

Como mencionado anteriormente, pela definição do dicionário, cidadania é a qualidade ou a condição de cidadão. No entanto, para interpretar o verdadeiro sentido de cidadania é necessária uma reflexão detalhada. A definição

---

[14] Herbert de Souza e Carla Rodrigues, *op. cit.*, p. 13.

[15] *Ibidem.*

34

de cidadania no dicionário é fria e "mecanizada". Desse modo, vamos procurar entendê-la no contexto social do indivíduo.

Por sua natureza, o homem é sociável. Portanto, convive em grupos que, por sua vez, formam outros grupos maiores; ou seja, o indivíduo vive em sociedade. Para Modin, "a cidadania não pode existir se não houver uma completa compreensão da importância do homem como membro do corpo que forma a cidadania".[16]

Para Carvalho:

> Ninguém nasce cidadão, mas torna-se cidadão pela educação. Porque a educação atualiza a inclinação potencial e natural dos homens à vida comunitária ou social. Cidadania é, nesse sentido, um processo. Processo que começou nos primórdios da humanidade e que se efetiva através do conhecimento e conquista dos direitos humanos, não como algo pronto, acabado, mas como aquilo que se constrói. Assim como a ética a cidadania é hoje questão fundamental, quer na educação, quer na família e entidades, para o aperfeiçoamento de um modo de vida.

> Não basta o desenvolvimento tecnológico, científico para que a vida fique melhor. É preciso uma boa e razoável convivência na comunidade política, para que os gestos e as ações de cidadania possam estabelecer um viver harmônico, mais justo e menos sofredor.[17]

Para Dallari: "A cidadania expressa um conjunto de direitos que dá à pessoa a possibilidade de participar ativamente da vida e do governo de seu povo. Quem não tem cidadania está marginalizado ou excluído da vida social e da tomada de decisões, ficando numa posição de inferioridade dentro do grupo social".[18]

Conforme descrito na Carta de Direitos da Organização das Nações Unidas (ONU) de 1948, ser "cidadão" significa ter direitos e deveres, ser súdito e ser soberano. Nesse mesmo documento é possível identificar que uma pro-

---

[16] Battista Modin, *Introdução à filosofia*. 16ª ed. (São Paulo: Paulus, 1981).

[17] Luis Carlos Ludovikus Carvalho, *op. cit.*, pp. 6-8.

[18] Dalmo de Abreu Dallari, *Direitos humanos e cidadania* (São Paulo: Moderna, 1998), p. 14.

posta de cidadania é a de que todos os homens são iguais perante a lei, sem discriminação de raça, sexo, credo ou cor. De modo geral, tende-se a pensar a cidadania de um único ângulo, o do direito. No entanto, a prática da cidadania prevê direitos e também deveres. Assim, os deveres praticados por uns constituem os direitos adquiridos por outros.

Construídos de modo coletivo, os "direitos" não significam apenas a obtenção pura e simples deles, pois o acesso a todos os níveis da existência implica também praticar determinados deveres, tornando-se assim sujeito das conquistas desses direitos. Como afirmou Rousseau, "a força não produz nenhum direito".[19]

Ética e cidadania, ambas caminham juntas. Pode-se afirmar que a ética é parcialmente regulada pela moral, mas também aprendida, conforme vimos na introdução deste capítulo. A ética constitui o comportamento moral do indivíduo em determinada sociedade. No entanto, a ética é influenciada pela sociedade em que um indivíduo vive. Pelo fato de viver em grupo, o grupo estabelece regras para que se possa permanecer nele. Consequentemente, a prática da ética consiste na permanência dentro do grupo vivenciando tais regras. A vivência das regras e a participação do homem na definição de novas regras e novos preceitos estabelece o que se denomina cidadania.

Assim, a cidadania se constrói por relações novas e conscientes, e é praticada e aprendida no convívio em sociedade. Essas são relações que se estabelecem com o que é do grupo ("coisa" pública) e o meio ambiente. Ser cidadão transcende o indivíduo, afinal, ele está em sociedade, e pelo fato de viver em sociedade ele também é um cidadão.

Desse modo, em suma, pode-se dizer que a prática da cidadania é a convivência intensa e plena em determinada sociedade, reconhecendo seus direitos e participando com os deveres, entendendo que não existe uma sociedade de apenas um indivíduo. E, na prática da cidadania, os atos devem estar fundamentados pela moral, e a moral será a base do entendimento e da manutenção da ética.

---

[19] Jean-Jacques Rousseau, *apud* Maria de Lourdes Manzini Covre, *O que é cidadania* (São Paulo: Brasiliense, 2006), p. 27.

Assim, agora é possível inserir o profissional ou o empresário da empresa de beleza nesse contexto. Não seria possível abordar ética sem antes realizar uma breve introdução, pois, ainda que soe filosófica, essa conceituação é necessária. Torna-se então mais fácil entender como deve ser aplicada a ética em atividades de um salão de beleza. Observe que não será somente o gestor (empresário) ou o profissional, mas todos devem ter em mente a prática da ética e da cidadania. Ideologicamente a ética é algo fundamental para o convívio; no entanto, as pessoas são realmente éticas? Ser ético é algo amplo, e não existe parcialidade na ética, da mesma forma que não podemos dizer que respeitamos os princípios da cidadania parcialmente ou de acordo com nossa conveniência. Aliás, essa afirmação já não contém em si ética (praticar ou respeitar de acordo com nossa conveniência).

Não há como ser ético – quanto ao respeito às pessoas, na prática dos nossos negócios, em relação a preços, no trânsito, na escola, no trabalho – se não formos éticos em nossa casa, com alguém próximo. Ser ético é ser ético por inteiro. Ser cidadão também. A prática da ética e da cidadania deve ser um hábito e se revela em tudo que fazemos e em nossas atividades mais simples.

Assim, compete ao empresário de beleza e a toda sua equipe serem éticos e, ao mesmo tempo, cidadãos. Conforme mencionado no início deste livro, o acesso às informações permite ao consumidor o desenvolvimento de um comportamento que o torna cada vez mais exigente quanto ao desrespeito à lei de proteção do consumidor, às regras mínimas de higiene e de segurança, ao desperdício e desrespeito ao meio ambiente e aos preconceitos relativos à cor, ao sexo, à raça e à religião. Esse também é um consumidor cidadão, que espera encontrar nos estabelecimentos que frequenta os mesmos pensamentos e critérios de comportamento, ou seja, um estabelecimento ético e que pratique a cidadania.

Um proprietário de determinado negócio não deve/pode esperar que o consumidor se transforme de acordo com suas práticas em seu estabelecimento. Pelo contrário, são os estabelecimentos que, conhecendo profundamente seu consumidor, irão adequar as práticas à realidade dele. Os estabelecimentos ou as pessoas que compõem os estabelecimentos empresariais que ignorarem essas práticas estarão seguramente fadados ao fracasso e ao desperdício de tempo e de dinheiro.

CONSTITUIÇÃO LEGAL DA EMPRESA DE BELEZA

Aspectos legais da constituição da empresa de beleza

Neste capítulo serão estudados os passos para o registro de uma empresa de beleza. No entanto, antes será examinada a forma jurídica de sua constituição. Em termos jurídicos, a empresa pode ser:

- uma firma individual (pode ser identificada também como empresa individual);
- uma sociedade.

A empresa individual, como o nome diz, é a aquela que pertence a apenas uma pessoa. Sua constituição é mais simples do que a da sociedade, justamente porque o proprietário (único) é o responsável, com seus bens pessoais, pelos atos da pessoa jurídica, de forma ilimitada. O registro da empresa individual é feito em formulário padronizado e o nome da empresa acaba sendo, em geral, igual ao do proprietário, podendo, entretanto, ser um nome fantasia, ou seja, o nome comercial do estabelecimento – o que, aliás, é o mais recomendável, pois para o cliente o proprietário "é" uma empresa.

A sociedade consiste na firma composta de duas ou mais pessoas que, mediante um contrato, se responsabilizam pela empresa. Há vários tipos de sociedade, e o mais indicado para a empresa de beleza é a Sociedade por Cotas de Responsabilidade Limitada. As cotas representam as partes que formam o capital da empresa, distribuídas entre os sócios. Nesse caso, a firma poderá levar o nome e/ou o sobrenome dos sócios na razão social; no entanto, o mais adequado é um nome fantasia.

No momento da constituição do Contrato Social, isto é, do documento que dá origem a uma empresa, deve-se atentar ao objetivo da sociedade, o qual, nesse caso, seria prestar serviços de higiene e de beleza. Todavia, caso os sócios tenham interesse por praticar o comércio de produtos (cosméticos em geral), será necessário esclarecer isso no objetivo da sociedade. No Contrato Social existe um campo para essa finalidade, e o contador saberá orientar seu preenchimento.

Passos para o registro

- Primeiro passo – Consulta à prefeitura do município sobre o local onde será instalada a empresa

O empresário deve consultar a prefeitura da localidade onde pretende instalar seu negócio antes de assumir o compromisso de compra ou de aluguel do imóvel, pois há cidades em que vigora uma divisão em zonas regulamentando a instalação de algumas atividades específicas, embora a empresa de beleza sofra bem menos restrições que outras quanto a sua instalação.

- Segundo passo – Consulta à Junta Comercial ou ao Cartório de Registro de Pessoa Jurídica
  Se a empresa opta somente por prestar serviços, sem a prática do comércio, deve-se consultar o Cartório de Registro de Pessoa Jurídica da região ou cidade pretendida; de outro modo, a consulta deve ser realizada na Junta Comercial. Tal consulta limita-se a verificar se existem nomes iguais ou semelhantes em empresas já registradas, pois a propriedade da marca só será obtida no Instituto Nacional de Propriedade Industrial (Inpi). Nesse órgão, após constituir a empresa, o proprietário precisa providenciar o registro da marca do salão ou da clínica.

- Terceiro passo – Elaboração de um Contrato Social
  Para a elaboração tanto do Contrato Social como da Declaração de Firma Individual existem formulários próprios e diversos modelos para consulta na internet. Nesse passo, toda a atenção dos envolvidos na empresa deve se voltar para o exame das cláusulas do contrato. Antes de o assinarem, é indispensável que os sócios o discutam e, se necessário, acrescentem a suas cláusulas o que julgarem importante.

- Quarto passo – Entrada dos documentos nas repartições competentes
  Essa é quase sempre atribuição de um escritório de contabilidade, mas o interessado pode seguir pessoalmente o procedimento de rotina que aqui apresentamos, ainda que essa seja uma peregrinação nem sempre compensatória. As repartições competentes dos registros são as seguintes:
  - ✓ Ministério da Fazenda – local onde se obtém o Cadastro Nacional da Pessoa Jurídica (CNPJ). Para tanto, é necessário apresentar:
    - uma cópia dos documentos pessoais dos sócios (CPF/RG);
    - o Contrato de Locação ou uma cópia do registro de propriedade do imóvel;

- o formulário próprio para o registro, identificado pela Ficha de Inscrição do Estabelecimento Sede (Fies);

- o Contrato Social preenchido, assinado e registrado na Junta Comercial ou no Cartório de Registro de Pessoa Jurídica, conforme o caso.

✓ Secretaria da Fazenda Estadual – a inscrição nesse órgão se realiza mediante a apresentação dos documentos já enumerados para o registro no Ministério da Fazenda ou o cartão do CNPJ. São inscritas na Secretaria da Fazenda Estadual apenas empresas que pretendem praticar o comércio de produtos. Portanto, a empresa que opta por prestar serviços de beleza é dispensada de tal registro.

✓ Prefeitura Municipal – inscreve-se a empresa na prefeitura a fim de requerer o número do Cadastro de Contribuintes Mobiliários (CCM). Para isso é necessário apresentar toda a documentação que se obteve até chegar a esse passo, além de um formulário específico. Nela, após o visto do Corpo de Bombeiros, se obtém o alvará de funcionamento.

✓ Demais órgãos:

- Instituto Nacional do Seguro Social (INSS) – após obter todas as inscrições, a firma que foi registrada em cartório deve providenciar seu registro no INSS. A empresa que foi registrada na Junta Comercial geralmente tem o registro no Ministério da Fazenda e no INSS automaticamente;

- Vigilância Sanitária (Secretaria da Saúde) – para as empresas de beleza é necessária a licença para o funcionamento, em especial para aquelas que realizam serviços de estética (na maioria dos casos exige-se, inclusive, o acompanhamento de um médico). A solicitação da Licença da Vigilância Sanitária para o funcionamento é realizada mediante um requerimento à Secretaria da Saúde do respectivo estado;

- Sindicato – geralmente as categorias têm os sindicatos que as representam; assim, as empresas de beleza devem também se inscrever no Sindicato Patronal. A inscrição é feita por meio do preenchimento de um formulário específico e do pagamento do respectivo Imposto Sindical;

- Microempresa – é importante lembrar que uma microempresa deve apresentar sua Declaração de Microempresa.

Para uma visualização rápida dos registros, pode-se ter em mente o seguinte quadro:

Quadro 3.1. Passos para o registro

Âmbito	Local	Finalidade
Federal	Junta Comercial (empresas comerciais)	Registro inicial
	Cartório de Registro de Pessoa Jurídica (empresas prestadoras de serviços)	Registro inicial
	Receita Federal (na cidade de São Paulo e para empresas comerciais, é possível obter esse registro no posto da Junta Comercial do Estado de São Paulo – Jucesp)	Obtenção da inscrição no Cadastro Nacional da Pessoa Jurídica (CNPJ)
Estadual	Secretaria da Fazenda Estadual	Obtenção da Inscrição Estadual
Municipal	Prefeitura Municipal	Obtenção do registro do alvará de funcionamento (que considerará também a vistoria do Corpo de Bombeiros ao local pretendido).

✓ Outras repartições:

- Secretaria da Saúde: obtenção da licença da Vigilância Sanitária para o funcionamento do salão ou da clínica;
- Sindicato Patronal: registro da empresa no órgão da classe;
- INSS: inscrição da empresa para a obtenção da matrícula no INSS.

Uma vez realizados esses registros, a empresa já é considerada oficializada. A partir de então, deve-se providenciar a confecção dos talões de notas fiscais ou a autorização para a emissão de nota fiscal eletrônica.

Aspectos da Vigilância Sanitária

Como observado anteriormente, no processo de abertura, a empresa de beleza deve solicitar uma licença para seu funcionamento à Secretaria da Saúde, que, após uma visita às instalações, poderá concedê-la ou não. A fim de evitar que haja desgastes ou surpresas desagradáveis nesse processo, o empresário deve observar o que a lei diz a respeito do assunto quando for alugar ou construir o espaço de seu estabelecimento, conforme a Agência Nacional de Vigilância Sanitária (Anvisa):

- a área não pode ser inferior a 10 m^2, com largura mínima de 2,5 m para o máximo de duas cadeiras, devendo ser acrescida de 5 m^2 para cada cadeira adicional;
- as paredes devem ter cores claras e ser revestidas até a altura de, no mínimo, 2 m com material liso, resistente e impermeável;
- o piso também deve ser revestido com material liso, resistente e impermeável;
- deve haver, no mínimo, um lavatório no estabelecimento;
- deve haver também instalações sanitárias adequadas, uma para o público feminino e outra para o público masculino;
- o estabelecimento não pode servir de passagem para outras dependências;
- deve ser providenciada a desinfecção do local, dos equipamentos e dos utensílios;
- o ambiente deverá ser independente da residência;
- deve haver local próprio para limpeza do material e ser mantida uma rotina de limpeza dos utensílios utilizados para cada cliente;
- o ambiente deve apresentar-se limpo, organizado e ter ventilação adequada;
- utilizar toalhas limpas, que devem ser lavadas a cada uso;
- utilizar somente produtos com registro na Anvisa;
- manter cadeiras e colchões de macas revestidos de material impermeável e em bom estado de conservação.

Quando o estabelecimento realizar depilação:

- não realizar o procedimento quando houver lesões na pele;
- as ceras quentes devem ser descartáveis e de uso individual;
- as espátulas devem ser de material liso, lavável e impermeável ou descartáveis.

Ao realizar serviços que envolvam cuidados com os cabelos, observar as seguintes determinações:

- evitar realizar procedimentos de coloração, alisamento ou qualquer outro que utilize produtos químicos, quando o cliente apresentar lesões no couro cabeludo;
- verificar sempre o nome do produto, fabricante e o registro na Anvisa. Se possível, mantenha o hábito de registrar o produto utilizado para o serviço em formulário próprio do cliente;
- não utilizar produtos caseiros.

Para os serviços de escova progressiva, alisantes e formol:

- o formol só pode ser usado na fórmula de cosmético como conservante ou agente endurecedor de unhas e nas quantidades determinadas pela Vigilância Sanitária;
- o uso de formol como alisante capilar é ilegal e pode causar problemas de saúde em quem aplica ou recebe o tratamento;
- os riscos causados pelo formol são:
  - ✓ na pele: irritação, vermelhidão, dor e queimaduras;
  - ✓ nos olhos: irritação, vermelhidão, dor, lacrimação, visão embaçada e até mesmo danos irreversíveis;
  - ✓ inalação: dor de garganta, irritação no nariz, tosse, diminuição da frequência respiratória, irritação e sensibilização do trato respiratório.
- a Anvisa adverte: "Adicionar formol ou qualquer outra substância a produtos sujeitos à Vigilância Sanitária é infração sanitária (adulte-

ORGANIZAÇÃO DE UMA EMPRESA DE BELEZA

ração ou falsificação) e crime hediondo pela legislação brasileira, de acordo com o art. 273 do Código Penal".[1]

Quando se realizam os serviços de manicure, pedicure e podologia:

- esses serviços somente devem ser executados por profissionais habilitados;
- deve-se realizar a rotina para a esterilização dos materiais utilizados em procedimentos invasivos;
- é necessário possuir local exclusivo para a realização dos procedimentos de podologia;
- bisturis, navalhas e agulhas devem ser utilizados apenas uma vez e ser descartados após o uso, não podendo ser reutilizados em outros clientes;
- os materiais estéreis devem estar embalados individualmente e armazenados em local próprio e exclusivo, atentando-se ao controle da data de validade da esterilização;
- o podólogo deve utilizar equipamentos de proteção individual:
  - ✓ ao realizar a higienização e a antissepsia da pele do cliente, deve-se fazê-lo utilizando luvas e jaleco;
  - ✓ o podólogo não pode prescrever ou indicar ao cliente qualquer medicamento ou substância para uso sistêmico ou tópico.

Os estabelecimentos aos quais a legislação impõe uma orientação médica, ou seja, aqueles destinados exclusivamente a tratamentos com finalidade estética, devem respeitar as seguintes medidas:

- observar os requisitos anteriormente descritos;
- desenvolver suas atividades com profissionais legalmente habilitados;
- funcionar só depois de devidamente licenciados e sob a orientação médica exigida;

---

[1] Disponível em http://portal.anvisa.gov.br/documents/33892/398700/Folder_%2520Alisantes_Formol.pdf/de01480d-db5d-4e1e-94ce-51e1ed081f2b. Acesso em 23-3-2018.

- afixar a licença, obrigatoriamente, no quadro de avisos do estabelecimento;

- possuir mobiliário adequado, bem como todos os aparelhos, utensílios e instrumentos necessários ao exercício da atividade;

- dispor de salas de serviços com a já referida área mínima de 10 m², separadas até o forro por paredes ou divisões ininterruptas de cor clara;

- enfatizar, em todos os meios de divulgação utilizados, que o estabelecimento está "sob orientação médica", mencionando o nome e o registro no Conselho Regional de Medicina (CRM) do médico responsável.

Higiene e segurança no trabalho

No caso de uma empresa de beleza, cujo principal serviço é a higienização dos cabelos, da face e do corpo do cliente, esse tipo de preocupação pode parecer até mesmo redundante. Todavia, nunca é demais frisar alguns pontos que norteiam a higiene e a segurança no trabalho.

O assunto consiste numa série de princípios e normas que têm por objetivo a orientação profissional, a instrução especializada, a melhoria das condições de trabalho, os socorros imediatos e adequados e a educação preventiva. A eficácia de sua aplicação depende da conscientização e do envolvimento da equipe de trabalho. É preciso educar para a prevenção de acidentes.

De modo geral, os cuidados agrupam-se em torno dos itens descritos a seguir.

Iluminação

Sempre que possível deve-se privilegiar a iluminação natural. Também são importantes os cuidados com a iluminação, tendo em vista o rendimento do trabalho, para a qual a CLT dedica um capítulo, que, em suma, declara: a iluminação deve ser uniformemente distribuída, geral e difusa, a fim de evitar ofuscamento, reflexos fortes, sombras e contrastes excessivos. A má iluminação tende a provocar redução da capacidade visual, maior número de acidentes, fadiga e diminuição da produtividade.

Aeração

Em ambientes fechados o ar torna-se "viciado", e logo se fazem sentir os resultados do confinamento: as pessoas apresentam sintomas como prostração (debilidade física, fraqueza, abatimento ou moleza), dor de cabeça, mal-estar, tontura, aceleração dos batimentos cardíacos, opressão e, em um estágio mais avançado, náuseas e vômitos. A solução para o problema está no perfeito arejamento do ambiente ou na instalação de um sistema de ventilação exaustora.

Ruído/música

Há sons harmoniosos e agradáveis e sons confusos, discordantes e irritantes. Os harmoniosos são os sons musicais; os outros, são chamados ruídos. Os sons agradáveis aumentam a predisposição para o trabalho, enquanto os ruídos de grande intensidade são nocivos e dolorosos.

Os sons são medidos em decibéis (dB), e o ser humano suporta sons de até 120 dB. Embora esse seja o limite para a audição humana, isso não significa que o ser humano possa permanecer exposto, por muito tempo, a tal intensidade de som.

Os sons moderados, como os de uma conversa normal, atingem 60 dB, enquanto no interior de um veículo de transporte coletivo os sons chegam a 80 dB, sendo, portanto, considerados fortes. Dados técnicos atestam que, se um indivíduo se expuser a sons entre 70 dB e 80 dB durante um período longo, os danos incidirão em suas funções respiratória, digestiva, circulatória e nervosa.

Quanto à música, a ideia de sua utilização no ambiente de trabalho deve ser considerada sob dois aspectos. O primeiro refere-se à higiene e à segurança no trabalho e considera que a música contribui para quebrar a monotonia de certas atividades. Alguns estudos demonstram que a música aguça a percepção, aumenta a rapidez de compreensão e tem o poder de higienizar a mente, evitando assim a fadiga mental. É importante mencionar que não se trata de qualquer música; algumas regras devem ser observadas para que se obtenham os efeitos desejados:

- a música deve ser utilizada de 1 hora a 3 horas por dia, porém não continuamente e, de preferência, na parte da manhã, após o almoço e próximo do fim do expediente;

CONSTITUIÇÃO LEGAL DA EMPRESA DE BELEZA

- aconselham-se músicas que proporcionem um fundo sonoro agradável, que não prejudique o trabalho.

O segundo ponto refere-se a uma opção mercadológica para a empresa de beleza: se o que ela deseja é música ambiente, talvez as regras definidas no parágrafo anterior tenham que ser alteradas. Quando são usadas caixas acústicas para a reprodução de sons musicais, transmitidos ou não através de rede de estações de rádio FM ou AM, a empresa fica sujeita à Empresa Centralizadora de Arrecadação e Distribuição dos Direitos Autorais (Ecad): pela retransmissão das canções, deve ser recolhida uma taxa referente ao direito autoral.

Aspectos do Código de Defesa do Consumidor

Atualmente, toda atividade, principalmente a empresarial, tem de estar atenta às disposições do Código de Defesa do Consumidor. Aliás, a preocupação com o consumidor deve ser ainda maior do que com a lei, pois é esse Código que determinará a conquista do mercado e seu reconhecimento. O Código de Defesa do Consumidor foi reconhecido e oficializado pela Lei nº 8.078, de 11 de setembro de 1990. Foi um grande avanço nas modernas relações com aquele que é a razão da existência de todo negócio: o "consumidor". Também é importante saber que essas mesmas regras valem para a proteção daquele consumidor que utiliza os serviços de autônomos ou de prestadores individuais. A seguir, você verá alguns de seus pontos.

Consumidor

É definido no artigo 2º como "toda pessoa física ou jurídica que adquire ou utiliza produtos ou serviços, como destinatário final".

Fornecedor

É identificado no artigo 3º como:

> toda pessoa física ou jurídica, pública ou privada, nacional ou estrangeira, bem como os entes despersonalizados que desenvolvem atividades de produção, montagem, criação, construção, transformação, importação, exportação, distribuição ou comercialização de produtos ou prestação de serviços.

A empresa de beleza se enquadra no âmbito da prestação de serviços.

Serviços

São tratados no artigo 3º como quaisquer atividades fornecidas ao mercado de consumo, mediante remuneração, salvo as decorrentes das relações de caráter trabalhista.

Direitos básicos do consumidor

- Proteção da vida e da saúde – o Código contempla a proteção da vida e da saúde, bem como a segurança em relação aos riscos provocados por práticas no fornecimento de produtos ou serviços considerados nocivos ou perigosos. Desse modo, é um direito do consumidor ser informado sobre a quantidade, as características, a composição e o preço do produto e os riscos que o serviço possa apresentar.

- Divulgação e instruções sobre o consumo adequado dos produtos e/ou serviços – o Código torna obrigatórias a divulgação correta e adequada do produto ou serviço e a explicitação dos riscos que ele pode apresentar. A legislação também prevê a proteção em relação à publicidade enganosa e abusiva.

- Proteção contratual – o Código assegura também a modificação ou a revisão de cláusulas contratuais que estabeleçam prestações desproporcionais em virtude de fatos que as tornem excessivamente onerosas. O contrato deve ser elaborado em linguagem simples e escrito com tipografia de fácil leitura, ressaltando-se as cláusulas limitadoras do direito do consumidor. A lei vai além e, em seus artigos 46 a 54, orienta o consumidor a:

  - ✓ não contratar profissionais que não apresentem condições de realizar o serviço ou que pretendam realizar experiências no objeto de contratação;

  - ✓ não contratar sem antes obter um orçamento contendo preço, forma de pagamento, tempo de execução, tipo de material a ser utilizado e detalhes do serviço a ser executado.

Além disso, o Código proíbe ações abusivas contra o consumidor, por exemplo:

- ✓ condicionar o fornecimento de produtos ou serviços ao fornecimento de outro produto ou serviço;
- ✓ recusar atendimento às demandas dos consumidores, na exata medida de seus estoques;
- ✓ aproveitar-se da ignorância ou do desconhecimento do consumidor para convencê-lo a comprar ou contratar determinado produto ou serviço;
- ✓ executar um serviço sem antes ter sido apresentado um orçamento;
- ✓ difamar o consumidor por ter praticado atos em favor de seus direitos;
- ✓ deixar de fixar um prazo máximo para a conclusão de certo serviço.

- Efetiva reparação de danos patrimoniais e morais – o Código prevê ainda a reparação de danos patrimoniais e morais, individuais, coletivos ou difusos. A legislação também "amarrou" a cobrança, que deve ser feita sem, contudo, expor o consumidor ao ridículo. Se o consumidor é acionado por um valor indevido, pode exigir o dobro do valor cobrado a mais, acrescido de juros e correção monetária.

- Acesso aos órgãos judiciários e administrativos – a lei contempla o acesso do consumidor aos órgãos judiciários e administrativos, com vistas à prevenção e à reparação de danos, inclusive com a inversão do ônus da prova, a seu favor, quando for o caso. Esses tópicos são tratados no artigo 6º.

A lei diz que o prestador de serviços é responsável pelos danos causados no decorrer de sua atuação profissional, ainda que o produto utilizado provenha de terceiros. Assim, o prestador responde, independentemente da existência de culpa, pela reparação dos danos advindos de defeitos dos produtos utilizados.

Por meio da Lei nº 12.291, de 20 de julho de 2011, o governo tornou obrigatória a manutenção de um exemplar do Código de Defesa do Consumidor nos estabelecimentos comerciais e de prestação de serviços. Assim, é importante também ter sempre à mão um exemplar do referido Código.

Do ponto de vista do Código, o profissional de beleza constitui ora um fornecedor, ora um consumidor, e seu objetivo não é interferir na atividade daqueles que vivem para o mercado, mas sim reduzir, selecionando, a participação dos que tentam ludibriar esse mercado, respeitando o cliente como peça-chave das conquistas mercadológicas. O Código de Defesa do Consumidor, portanto, concretiza-se de fato e, com o passar do tempo, espera-se que o consumidor saiba se valer dele, cada vez mais, em defesa de seus direitos.

A microempresa e a legislação

A microempresa tem uma legislação própria que a ampara e a define. Além disso, o sistema de apuração de impostos, hoje, procura contemplar o tratamento diferenciado, nas diversas instâncias de arrecadação (federal, estadual e municipal), à microempresa.

A microempresa pode ser uma empresa individual ou uma sociedade formada por pessoas físicas domiciliadas no país, cuja receita bruta anual relativa ao período de 1º de janeiro a 31 de dezembro de um mesmo ano não ultrapasse R$ 360.000,00 (trezentos e sessenta mil reais), o equivalente a um faturamento médio mensal na ordem de R$ 30.000,00. A microempresa não pode ser constituída por ações nem possuir em seu quadro social uma pessoa jurídica, devendo seus sócios residirem no país. Além disso, está dispensada da escrituração contábil, ficando, porém, obrigada a manter a documentação relativa aos negócios que praticar.

Por meio da Lei nº 123, de 2006, o governo institui a Lei do Simples Nacional ou Supersimples para vigorar, inicialmente, a partir de 1º de julho de 2007. Com essa adoção, que traz tratamento diferenciado quanto ao recolhimento e à alíquota dos impostos, o governo passou definitivamente a tratar a Microempresa conjuntamente com a Empresa de Pequeno Porte. Assim, o estatuto em vigor refere-se à Microempresa e à Empresa de Pequeno Porte.

Embora o empresário possa acompanhar sozinho suas contas (impostos), com a adoção do Simples Nacional (sistema único de imposto que abrange as micro e pequenas empresas), mesmo estando dispensada da escrituração contábil é aconselhável que a microempresa seja acompanhada de um profissional qualificado para essa tarefa, nesse caso, um escritório de contabilidade (ou um contador).

No quadro a seguir apresentamos os limites de faturamento anual em vigor (2018) para as situações do Microempreendedor Individual (MEI) (tratado no capítulo O profissional de beleza, no item "As formas de atuação"), para Microempresa (ME) e Empresa de Pequeno Porte (EPP)

Quadro 3.2. Limites de faturamento anual em vigor (2018)

Porte	Faturamento (de)*	Faturamento (até)*
MEI	–	81.000,00
ME	–	360.000,00
EPP	360.000,01	4.800.000,000

* Os faturamentos mencionados nesse quadro são anuais e devem, necessariamente, ser acompanhados para a atualização correspondente. Nos endereços eletrônicos indicados nas Referências bibliográficas deste livro, podem-se consultar os valores atuais como referência para a atualização da tabela e da gestão do negócio.

GESTÃO APLICADA À EMPRESA DE BELEZA

ORGANIZAÇÃO DE UMA EMPRESA DE BELEZA

Introdução à administração como princípio para a gestão

A empresa de beleza tem origem de maneira não muito diversa das demais pequenas empresas, isto é, suas raízes estão na capacidade técnica dos sócios, que, por um lado, são profundos conhecedores daquilo que se propõem a fazer, mas, por outro, revelam-se em geral carentes de informações administrativas.

No entanto, como definir a administração? Como definir a empresa de beleza do ponto de vista administrativo e de sua gestão? Costuma-se associar o trabalho administrativo com uma interminável burocracia que não faz mais do que atravancar as ações, o que de modo nenhum se coaduna com a dinâmica da pequena empresa. É claro que, quanto maior a empresa, maiores são suas necessidades e mais complexos são seus controles; no entanto, a opinião comum sobre a administração não é verdadeira.

Pode-se definir a administração como o conjunto de serviços prestados com a finalidade básica de auxiliar os envolvidos a atingir os objetivos que foram previamente concebidos. Toda atividade desenvolvida em conjunto, regida pela cooperação, visando a determinadas metas, será realizada com um mínimo de trabalho, tempo e, evidentemente, dinheiro. Tal atividade, sendo predominantemente social, torna necessária a instituição de regras no grupo de trabalho, que tendem a ser mais úteis na medida em que são direcionadas aos objetivos da proposta. A ordenação dessas regras, seu acompanhamento e sua avaliação constituem justamente a administração, cuja importância é tanta que se pode afirmar que, sem ela, não há empresa.

Não raro reúne-se um grupo de profissionais autônomos decididos a formar uma empresa de beleza e que se mostram, no entanto, apenas executores. Nesse caso, o sucesso de tal reunião de interessados ficará restrito à potencialidade de cada um, isoladamente. É preciso que alguém do grupo assuma o papel de administrador, a fim de que esse grupo tenha o imprescindível toque empresarial.

Evidentemente, quando se inicia a atividade, e se isso acontecer de forma autônoma, os controles serão mínimos (talvez restritos aos gastos para se chegar ao cliente, aos produtos utilizados, reduzidas quantidades em estoque, remuneração do executante, possível plano de saúde, entre outros que o profissional estabelecer). No entanto, à medida que essa atividade se desenvolve,

56

também aumentarão as necessidades dos controles. Afinal, você estará gerindo um espaço, com ou sem aluguel, possíveis funcionários, impostos, fornecedores, bancos e sócios. Tudo isso requer alguém para realizar um controle minimamente ordenado que evite desperdícios e perdas. Essa ação "não" pode ser delegada ao escritório de contabilidade, pois isso terá que ser praticado no espaço do estabelecimento. Assim, um sócio ou funcionário terá que cuidar dessa etapa. O ideal é que um dos sócios assuma esse controle, ou então deverá ser delegado a um funcionário de muita confiança.

A gestão de um negócio quase sempre é identificada pelo sinônimo de "administração do negócio". A administração, como vimos, é bastante ampla e permite desdobramentos para a melhor prática da gestão. Nesta obra, trataremos dos principais formatos para a gestão de um negócio, os quais se constituirão em elementos para melhor administrar o negócio próprio. Desse modo, teremos: gestão administrativa; gestão fiscal; gestão financeira; gestão de pessoas; compras e estoques; e gestão compartilhada e sustentável e o meio ambiente.

Gestão administrativa

A gestão administrativa pode englobar diversos assuntos, tão abrangentes quanto a administração. Contudo, vamos nos ater a seguir à estruturação da empresa, em sua classificação e nas principais funções administrativas.

A estrutura da empresa

Entende-se por empresa um conjunto de pessoas reunidas com a finalidade de explorar uma atividade econômica. Neste caso, essa atividade é a prestação de serviços de beleza.

Classificação

Uma empresa pode ser classificada:

- quanto à propriedade:
  - ✓ pública: de propriedade do Estado;
  - ✓ privada: de propriedade de particulares.

ORGANIZAÇÃO DE UMA EMPRESA DE BELEZA

- quanto ao tipo de produção:

  ✓ primária: necessariamente vinculada à extração de matéria-prima;

  ✓ secundária: vinculada à transformação, à industrialização de produtos;

  ✓ terciária: abrange o comércio em geral e as empresas de prestação de serviços; é nesse setor da economia que a empresa de beleza se inclui.

- quanto ao porte (tamanho): o conceito de porte em relação à empresa de beleza difere muito do que é adequado aos demais tipos de empresa. Basta observar o quadro seguinte:

Quadro 4.1. Número de empregados

Porte	Empresa de beleza	Demais empresas
Pequeno	até 13	até 99
Médio	de 14 a 39	de 100 a 399
Grande	de 40 em diante	de 400 em diante

Pode-se ver que iniciar uma atividade empresarial não é tão difícil; as coisas começam a se tornar mais complicadas quando se pensa em conquistar o mercado e, sobretudo, permanecer nele.

Funções da administração

A manutenção de qualquer estabelecimento no mercado exige o mínimo de estrutura, que tem sua fonte nas *funções da administração*.

- Funções técnicas – aquelas ligadas ao profissionalismo do empresário ou dos sócios, ou seja, à correta utilização dos recursos materiais para o fim proposto: a produção do serviço. É o caso do emprego adequado de uma escova, espátula, tesoura, enfim, de qualquer objeto ou produto necessário para a realização do trabalho.

- Funções comerciais – pertencem à dinâmica dos recursos mercadológicos ou comerciais da empresa, já que estão vinculadas à preocupação com o mercado consumidor. Vamos estudá-las detalhadamente no capítulo *Marketing* para a empresa de beleza.

- Funções financeiras – relacionadas à disponibilidade de caixa (dinheiro) da empresa, respondem não só pela obtenção do dinheiro como também pela sobrevivência do negócio, pois por meio delas é que se determinam os custos e se estabelecem os preços de venda.

- Funções humanas – dizem respeito diretamente às pessoas que trabalham na empresa e envolvem procedimentos trabalhistas, treinamento, motivação, além do próprio relacionamento entre os sócios.

- Funções administrativas – procuram integrar todas as funções anteriores, dando ao conjunto da empresa a organicidade, a interação de que necessita para alcançar resultados. Seu instrumental específico implica planejamento, organização, coordenação e controle.

Planejamento

A atividade empresarial não funciona com base em "adivinhações", mas requer decisões de caráter projetivo que tenham objetivos nítidos. Empresarialmente, as "adivinhações" são chamadas planejamento, que consiste, portanto, em decidir antecipadamente aonde se pretende chegar e, a partir disso, quais caminhos devem ser percorridos. Sem planejamento a empresa não terá continuidade, caminhará sem rumo. É o que acontece, aliás, com a maioria das empresas.

Na fase de planejamento deve-se determinar:

- o que fazer – em função de uma necessidade administrativo-empresarial;

- quando fazer – traçar um cronograma de ações e prazos para as diversas etapas demarcadas no passo anterior;

- quem deve fazer – selecionar, na equipe, um responsável pela execução e outro pela coordenação das atividades; se não houver alguém indicado na equipe, deverá ser procurado fora da empresa;

- de que maneira se deve fazer – uma vez esclarecido o que fazer, quando fazê-lo e quem o fará, basta definir qual a maneira mais rápida e racional de fazê-lo. Nesse estágio do planejamento, o entusiasmo precisa contagiar toda a equipe de trabalho.

Adiante é apresentado um exemplo de roteiro de planejamento, que pode de início ser confundido com burocracia, mas que na verdade se revela bastante compensador através dos resultados alcançados.

Organização

Esse é o instrumento administrativo responsável pela combinação mais rentável, em matéria de tempo e qualidade, de atividades, rotinas e recursos da empresa (pessoas e equipamentos), criando uma estrutura coerente e decidindo a ordem dos acontecimentos. A organização também se incumbe de identificar e definir as funções, tendo em vista estabelecer escalas hierárquicas de comando, viabilizando a divisão do trabalho.

A fim de traçar uma visão global das escalas hierárquicas de uma empresa, a organização lança mão de um organograma, que consiste na representação gráfica de sua estrutura. A seguir, temos um exemplo.

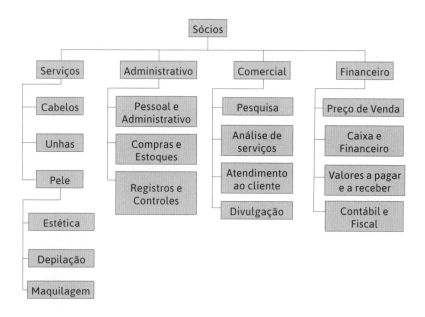

Figura 4.1. Organograma para uma empresa de beleza

Identificando cada departamento e seus respectivos setores, temos:

- Departamento de serviços:
    - ✓ cabelos – todos os serviços ligados a cabelo: corte, penteado, coloração, ondulação, tratamento, etc.;
    - ✓ unhas – todos os serviços ligados ao embelezamento das mãos e dos pés;
    - ✓ pele – todos os serviços ligados ao embelezamento e tratamento da pele. Quando o salão tiver autorização para utilizar alguns procedimentos que envolvam o tratamento ou o produto diretamente na pele, esse serviço deverá ser acompanhado por um médico. Esses serviços podem ser:
        - • estética – todos os serviços ligados à estética facial e corporal;
        - • depilação – todos os serviços ligados a esse setor (depilação de pernas, axilas, buço, etc.);
        - • maquilagem – todos os serviços ligados a esse setor (colocação de cílios, pintura, etc.).
- Departamento administrativo:
    - ✓ pessoal/trabalhista – cuida de todas as rotinas e relações que envolvem a equipe de trabalho, de registros e controles a treinamento, motivação e supervisão;
    - ✓ compras/estoques – formula documentos e relatórios de seleção de fornecedores e preços e cuida do controle e das necessidades do estoque, bem como da armazenagem do material.
- Departamento comercial:
    - ✓ pesquisa – cuida do registro e da manutenção de um sistema de informações, visando "alimentar" a empresa, isto é, informá-la quanto a seus clientes, aos produtos e serviços e a empresas concorrentes;
    - ✓ análise/serviços – avalia serviços e produtos no que se refere a suas características, suas qualidades, seu diferencial, enfim, analisa-os em relação ao mercado;
    - ✓ atendimento ao cliente – numa empresa de beleza é basicamente a recepção. Cabe a toda a equipe proporcionar o bom atendimento

ORGANIZAÇÃO DE UMA EMPRESA DE BELEZA

para a manutenção da clientela, o que deve ser exercitado com vistas a se transformar em marca registrada da empresa;

✓ divulgação – preocupa-se em informar o público consumidor sobre a existência da empresa. Abrange todo o trabalho e todo o material destinados a esse fim. É necessária uma perfeita sintonia entre o criador da peça publicitária, o proprietário e seu executor.

- Departamento financeiro:

  ✓ preço de venda – incluem-se nesse setor o cálculo do preço de venda bem como os rateios necessários para a cobertura dos custos;

  ✓ caixa e financeiro – também conhecido como tesouraria, tem em seu âmbito o controle do dinheiro, dentro da empresa ou no banco, incluindo a emissão de cheques para pagamentos diversos. Lida ainda com os recursos financeiros da empresa e com as formas de aplicação do dinheiro recebido;

  ✓ valores a pagar e a receber – numa empresa de beleza, restringe-se praticamente ao controle dos valores a pagar, em determinado período. Também faz parte de sua atribuição a administração de pagamentos com cartão de crédito ou quaisquer outras formas de crediário;

  ✓ fiscal e contábil – a responsabilidade por esse setor é normalmente entregue a um escritório de contabilidade, pois acompanhar leis, escriturar livros e apurar impostos são atividades que requerem um técnico qualificado: o contador.

Independentemente do porte da empresa, é necessário que ela seja visualizada como um todo, para que se ampliem as possibilidades de sucesso nos negócios. O ideal seria uma estrutura empresarial capaz de manter um profissional organizando cada departamento. Todavia, não é o que ocorre na maioria das empresas de beleza, em razão de suas características de porte. Assim, fica sob a responsabilidade dos sócios ou do administrador a cobertura de todos os departamentos, de modo integrado.

Coordenação

Consiste na indicação da pessoa que deve dirigir ou coordenar os planos de ação, norteando os recursos humanos na execução do que foi decidido

62

no planejamento e na organização em relação aos objetivos propostos. Ao coordenar, o administrador ou o empresário precisa dar ordens e instruções, comunicar, motivar e, sobretudo, liderar:

- ordens – se não cumpridas, implicam a perda de autoridade de quem ordena;

- instruções – orientações necessárias para a execução de determinado trabalho;

- comunicar – esforço em formalizar a mensagem de tal modo que seja transmitida e compreendida pelo receptor;

- motivar – identificar motivos que levem o funcionário da empresa a realizar determinada tarefa com satisfação, entre os quais estão os desafios originados do próprio trabalho, as comissões compensatórias e compatíveis com o trabalho, as perspectivas de crescimento na empresa, a projeção e o prestígio pelo trabalho executado, a participação em concursos e desfiles, um ambiente de trabalho que confira *status*;

- liderar – capacidade do administrador ou do empresário de influenciar pessoas. É importante que se desempenhe sempre uma liderança positiva para que toda a equipe se proponha a assumir desafios, conjuntamente.

Controle

Define-se como o processo de acompanhar, avaliar e corrigir o desempenho dos executores, ou seja, verificar se tudo ocorre conforme o planejamento, a organização, as ordens e as instruções fornecidas, permitindo, assim, a perfeita localização dos eventuais erros e a sugestão de ajustes para corrigi-los. Na medida do possível, deve-se evitar que os erros se repitam. O controle é um processo contínuo, composto das seguintes etapas:

- fixação de padrões – estabelecimento de padrões iniciais ou intermediários (modelos ideais, protótipos), com os quais serão comparados os resultados obtidos. Podem ser:

  - ✓ de quantidade – por exemplo, quantidade de atendimentos por grupo de serviços, em certo período;

  - ✓ de qualidade – por exemplo, o controle de qualidade dos serviços executados no salão ou na clínica, os quais necessariamente devem passar por uma avaliação final do empresário;

ORGANIZAÇÃO DE UMA EMPRESA DE BELEZA

- ✓ de tempo – por exemplo, o tempo utilizado em cada serviço, comparado à média de outros salões;

- ✓ de custos – por exemplo, a relação dos custos por atendimento, objetivando auferir instrumentos de acompanhamento referencial.

- avaliação do desempenho – avaliação do que está sendo feito;

- comparação do desempenho com o padrão estabelecido – confronto do que está sendo feito com o modelo esboçado na primeira etapa;

- ação corretiva – a que visa à correção de erros ou falhas, se houver, propondo ajustes de variação.

Gestão fiscal

Impostos e planejamento

A atividade empresarial exige do proprietário uma atenção muito maior do que a do autônomo, o que gera mais desgaste. As atividades técnicas são cansativas, mas é possível atualizar-se e reciclar-se rapidamente. No entanto, isso não acontece com as questões administrativas, que exigem um esforço fora da rotina e sofrem influências externas que, não sendo observadas, podem inviabilizar o negócio. Entre essas questões estão sobretudo os impostos, os preços, o pessoal (aspectos trabalhistas e de higiene e segurança) e, sem dúvida, o caixa. A seguir, abordaremos os cuidados que se deve ter com os impostos da empresa de beleza.

Impostos

Nas diversas operações de compra e venda e prestação de serviços ocorrem diferentes tipos de tributação. Aplicando-se um percentual (denominado alíquota) sobre o valor da operação, obtém-se o valor do imposto devido. Essa alíquota varia de acordo com o imposto e as características da empresa. Existem três níveis de competência de arrecadação de impostos: municipal, estadual e federal.

- Municipal – compete à Prefeitura Municipal arrecadar o Imposto sobre Serviços de Qualquer Natureza (ISSQN); portanto, sua regulamentação é realizada pelo município.

- Estadual – compete ao estado arrecadar o Imposto sobre Operações Relativas à Circulação de Mercadorias e sobre Prestação de Serviços de Transportes Interestadual e Intermunicipal e de Comunicação (ICMS). A empresa de beleza sofre incidência desse imposto somente quando pratica o comércio de produtos (direta ou indiretamente).

- Federal – compete à União arrecadar:
  - ✓ PIS (Programa de Integração Social) – seu cálculo é feito com base no faturamento mensal da empresa;
  - ✓ Cofins (Contribuição para Financiamento da Seguridade Social) – também tem sua base de cálculo no faturamento mensal;
  - ✓ Contribuição Social – calculada sobre o faturamento mensal ou sobre o lucro da empresa;
  - ✓ IRPJ (Imposto de Renda da Pessoa Jurídica) – mais um imposto que, direta ou indiretamente, recai sobre o faturamento; diz-se indiretamente porque seu cálculo se refere ao lucro da empresa em determinado período;
  - ✓ IPI (Imposto sobre Produtos Industrializados) – sua incidência na empresa de beleza somente acontece se se adota também a produção de artigos de beleza (cosméticos, perfumes, etc.);
  - ✓ INSS (contribuição para o Instituto Nacional do Seguro Social) – seu cálculo é feito com base nos pagamentos efetuados a terceiros (pessoa física, incluindo o autônomo).
  - ✓ Simples – é o recolhimento nesta modalidade de imposto e que geralmente envolve as empresas de micro e pequeno portes, conforme já tratado em tópico anterior.

Os tributos mencionados são os principais impostos e contribuições devidas. Embora sua apuração constitua obrigação de um escritório de contabilidade, o empresário deve conhecê-los para o melhor planejamento. Não foram apresentadas as alíquotas dos referidos impostos e os respectivos prazos para recolhimento, pois eles se alteram com frequência. Assim, convém consultar um escritório de contabilidade ou algum posto do Serviço Brasileiro de Apoio às Micro e Pequenas Empresas (Sebrae) para a atualização desses itens.

Existem outros que, por sua periodicidade ou por suas alíquotas, não foram anteriormente relacionados. São eles:

✓ IPTU (Imposto Predial Territorial Urbano);

✓ IOF (Imposto sobre Operações Financeiras);

✓ taxas para:

- coleta de lixo;
- conservação e limpeza;
- iluminação pública;
- alvará;
- publicidade;
- inspeção e fiscalização;
- Ecad (Empresa Centralizadora de Arrecadação e Distribuição dos Direitos Autorais);
- FGTS (Fundo de Garantia por Tempo de Serviço);
- contribuições confederativas;
- contribuições sindicais.

Quadro 4.2. Incidência dos principais impostos

Impostos	EMPRESA DE BELEZA					
	Somente com prestação de serviços		Prestação de serviços e comércio		Prestação de serviços e indústria cosmética	
	Microempresa	Empresa	Microempresa	Empresa	Microempresa	Empresa
ISS	X	X	X	X	X	X
ICMS				X		X
PIS		X		X		X
Cofins	X	X	X	X	X	X
CS	X	X	X	X	X	X
IRPJ		X		X		X
IPI					X	X
INSS	X	X	X	X	X	X
Simples	X		X		X	

Ainda que a apuração dos respectivos valores de impostos possa ser feita pelo empresário (proprietário do negócio), o ideal é que essa atribuição seja delegada a um escritório contábil, que terá mais condições de acompanhar a legislação. Contudo, o que cabe ao empresário com relação aos impostos é a observação dos prazos de recolhimento. E, desse modo, o planejamento para a apuração e o recolhimento poderão ajudar no fluxo de caixa. Por exemplo, se vendermos um serviço no final do mês, com recebimento pelo cartão de crédito e que o valor será creditado na conta do estabelecimento próximo de quarenta dias após a efetiva realização do serviço, poderá trazer um descompasso no fluxo do caixa, uma vez que a maioria dos impostos tem seus prazos de apuração também no final do mês, porém o recolhimento geralmente é na semana seguinte ao da apuração. Nesse exemplo, o empresário pagará os impostos primeiro para depois receber o valor correspondente àquele fato gerador. Isso não quer dizer que não devemos prestar serviço no final do mês ou que não devemos receber por meio de cartão de crédito no final do mês. No entanto, esse exemplo serve para alertar o empresário para que também administre melhor seus recebimentos e seus pagamentos, procurando um equilíbrio entre eles de tal modo que não provoque a necessidade de recursos monetários.

Gestão financeira

Preço de venda

No preço de venda reside a folga ou o aperto financeiro da empresa. Por isso, ele precisa ser calculado tomando-se como ponto de partida seus componentes, o que permite incluir todos os elementos que direta ou indiretamente fazem parte dos custos e, consequentemente, do preço de venda. Para tanto, utiliza-se uma planilha, que torna possível executar todos os registros necessários à composição do preço de venda, sem que se deixe para trás nenhum componente.

Custos fixos e custos variáveis

Antes de estudar a planilha, é importante lembrar que os custos classificam-se em dois grupos: custos fixos – que ocorrem de qualquer forma, independentemente do volume de serviços prestados – e custos variáveis – que ocorrem na proporção do volume desses serviços.

ORGANIZAÇÃO DE UMA EMPRESA DE BELEZA

Observe a seguir uma planilha de custos fixos para uma empresa de beleza:

Quadro 4.3. Planilha de custos fixos

Custos	Valor mensal
1. Água, luz e telefone	
2. Aluguéis: Imóveis	
Telefone	
3. Depreciação (previsão de desgaste dos equipamentos)	
4. Divulgação: Anúncios	
Decoração	
Mala-direta	
Outros	
5. Honorários (contador/advogado)	
6. Investimentos	
7. Manutenção	
8. Limpeza e conservação	
9. Material de copa	
10. Retirada dos sócios	
11. Revistas	
12. Salários (parte fixa)	
13. Encargos sobre salários	
14. Serviços de terceiros	
15. Gastos com veículos	
16. Outros	
Total	

Agora, uma planilha de custos variáveis:

Quadro 4.4. Planilha de custos variáveis

Custos	Percentuais
Comissão/profissional parceiro	
Impostos	
Encargos financeiros	
Despesas bancárias	
Margem de erro	
Outros	
Subtotal	
Lucros	
Total	

Notas:

1. Os custos variáveis são sempre apresentados em percentuais.
2. O item "Margem de erro" é uma espécie de reserva para eventuais perdas/quebras ou desperdícios.
3. O item "Impostos" deve ser preenchido com o somatório dos impostos incidentes, conforme o caso (PIS, Cofins, IRPJ, Contribuição Social e outros).
4. O item "Comissão/profissional parceiro" deve ser preenchido com a comissão que foi paga ao profissional, quando ela incidir sobre o valor final do serviço.

Incorporação do custo dos produtos

É importante também procurar determinar os custos dos produtos utilizados em alguns serviços prestados, principalmente os químicos, que consomem em sua execução componentes de custos expressivos. Para isso, pode-se trabalhar com a seguinte planilha:

Quadro 4.5. Planilha para composição dos custos dos serviços prestados

Serviço	Código		
Quantidade	Componentes	Custo unitário	Custo total
Total			

O passo a passo para formação do preço de venda

Após o preenchimento das planilhas de custos para a composição do preço de venda, é preciso iniciar seus cálculos; para tanto, convém seguir as seguintes etapas:

Composição do preço de venda

Recordando:

- primeiro passo – identificar e determinar os custos fixos;
- segundo passo – identificar e determinar os custos variáveis;
- terceiro passo – identificar e determinar os custos diretos dos serviços prestados.

Fatos novos:

- quarto passo – rateio dos custos fixos; pode ser feito de acordo com um dos seguintes raciocínios:
  - ✓ horas/produção – com base nas horas de produção/atendimento, cujo total é o resultado do somatório das horas, somente do pessoal produtivo direto, em determinado período.

$$\text{Fórmula:} \frac{\text{Custo fixo total}}{\text{Total de horas/produção}} = \text{Custo fixo por hora}$$

  - ✓ número de atendimentos – com base no número de atendimentos previstos. Entende-se por número de atendimentos o total geral deles em período determinado.

Convém atentar para não "mascarar" o número de atendimentos com a inclusão de serviços financeiramente pouco expressivos (desfiles, promoções, escovas, etc.).

$$\text{Fórmula:} \frac{\text{Custo fixo total}}{\text{Número de atendimentos}} = \text{Custo fixo por unidade de atendimento}$$

- quinto passo – incorporação dos custos dos produtos utilizados nos serviços aos custos fixos já rateados;

GESTÃO APLICADA À EMPRESA DE BELEZA

- sexto passo – incorporação dos custos variáveis aos custos encontrados no quinto passo (custos fixos rateados + custos dos produtos dos serviços). Observe a seguir a fórmula para essa incorporação:

$$\text{Fórmula: } \frac{\text{Total dos custos}}{100 - \text{Custos variáveis (\%)}} = \text{Preço de venda}$$

- sétimo passo – elaboração da lista de preços. Observe o modelo a seguir:

Quadro 4.6. Tabela de preços dos serviços

MÊS:		
Código	**Serviço**	**Preço**
	Cabelo	
	Alisamento com creme	
	Alisamento com pasta	
	Banho de creme	
	Banho de óleo	
	Banho de petróleo	
	Brushing	
	Coquetel	
	Corte	
	Descoloração	
	Enrolar	
	Frisar	
	Lavar	
	Mecha/reflexo	
	Penteado preso	
	Permanente	
	Rinsagem	
	Xampu-tinta	
	Tintura – 1 tubo	
	Tintura – 2 tubos	
	Tintura – 3 tubos	

(cont.)

ORGANIZAÇÃO DE UMA EMPRESA DE BELEZA

MÊS:		
Código	Serviço	Preço
	Depilação	
	Axila	
	Buço	
	Meia perna	
	Perna completa	
	Rosto	
	Sobrancelhas	
	Virilha	
	Estética	
	Aplicação de *lifting*	
	Hidratação de pele	
	Limpeza de pele	
	Nutrição cosmética da pele	
	Tratamento de acne	
	Maquilagem	
	Colocação de cílios	
	Maquilagem	
	Manicure/pedicure	
	Mãos	
	Pés	

Agora, observe um exemplo com valores hipotéticos:

Quadro 4.7. Planilha de custos fixos

Custos		Valor mensal
Água, luz e telefone		210,00
Aluguéis:	Imóveis	500,00
	Telefone	70,00
Divulgação:	Anúncios	300,00
	Mala-direta	200,00
Honorários (contador/advogado)		100,00

(cont.)

72

Custos	Valor mensal
Manutenção	80,00
Limpeza e conservação	50,00
Material de copa	50,00
Retirada dos sócios	800,00
Salários (parte fixa)	300,00
Encargos sobre salários	270,00
Outros	170,00
Total	3.100,00

Quadro 4.8. Planilha de custos variáveis

Custos	Percentuais
Comissão	35%
Impostos	11%
Margem de erro	5%
Outros	1%
Subtotal	52%
Lucros	15%
Total	37%

Considerando-se que essa empresa hipotética tenha um volume de atendimento equivalente a 350 químicos e 350 não químicos (cortes de cabelo, escovas, outros), obtém-se um total de 700 atendimentos nesse período. Levando-se em conta, ainda, que os serviços prestados do grupo de químicos consumam produtos de R$ 10,00, seguindo os passos apresentados anteriormente, obtém-se:

- primeiro passo – identificar e determinar os custos fixos: R$ 3.100,00;

- segundo passo – identificar e determinar os custos variáveis: 67%;

- terceiro passo – identificar e determinar os custos diretos dos produtos dos serviços prestados: R$ 10,00;

ORGANIZAÇÃO DE UMA EMPRESA DE BELEZA

- quarto passo – determinar o rateio dos custos fixos; nesse caso, utiliza-se o rateio pelo número de atendimentos (R$ 3.100,00 ÷ 700 atendimentos): R$ 4,43;

- quinto passo – incorporar os custos do produto aos custos fixos (R$ 10,00 + R$ 4,43): R$ 14,43;

- sexto passo – incorporar os custos variáveis e definir o preço de venda; as fórmulas são:

$$\frac{\text{Custo total}}{100 - \text{Custos variáveis (\%)}} = \text{Preço de venda}$$

$$\frac{\text{R\$ 14,43}}{[(100 - 67) \div 100]} = \text{Preço de venda}$$

$$\frac{\text{R\$ 14,43}}{(33 \div 100)} = \text{Preço de venda}$$

$$\frac{\text{R\$ 14,43}}{(33 \div 100)} = \text{R\$ 43,73}$$

- sétimo passo – elaborar a lista de preços.

Fluxo de caixa

A fim de acompanhar de modo eficaz os resultados financeiros da empresa, é necessário ter um mínimo de registros que conservem, organizadas e disponíveis, informações sobre o andamento da situação empresarial.

Relatório de acompanhamento diário de atendimento/receita

Se o empresário pretende, a qualquer momento, levantar a situação de seu negócio, é preciso registrar:

- o volume de atendimento (se possível, por tipo de serviço);

- a marcação desses atendimentos numa agenda específica;

- a receita gerada pelos atendimentos;

- o controle básico do material consumido (estoques);

- as comissões pagas.

Tudo isso pode ser resumido no relatório a seguir:

Quadro 4.9. Relatório de acompanhamento diário de atendimento/receita

MÊS:	SERVIÇOS							
	Cabelos		Estética		Maquilagem	Depilação	Manicure/pedicure	Totais
Dia	Químico	Não químico	Facial	Corporal				
1								
2								
3								
4								
5								
6								
7								
8								
9								
10								
11								
12								
13								
14								
15								
16								
17								
18								
19								
20								
21								
22								
23								
24								
25								
26								
27								
28								
29								
30								
31								
Total								

ORGANIZAÇÃO DE UMA EMPRESA DE BELEZA

Quadro 4.10. Resumo do relatório de acompanhamento diário de atendimento/receita

MÊS:	SERVIÇOS							
Dia	Cabelos		Estética		Maquilagem	Depilação	Manicure/pedicure	Totais
	Químico	Não químico	Facial	Corporal				
1. Total								
2. Percentual de contribuição								
3. Receita gerada								
4. Percentual de contribuição								
5. Comissões a pagar								

Como um exemplo, observe o quadro a seguir.

Quadro 4.11. Resumo do relatório de acompanhamento diário de atendimento/receita

MÊS:	SERVIÇOS							
Dia	Cabelos		Estética		Maquilagem	Depilação	Manicure/pedicure	Totais
	Químico	Não químico	Facial	Corporal				
1. Total	170	420	60	40	90	40	180	1.000
2. Percentual de contribuição	17%	42%	6%	4%	9%	4%	18%	100%
3. Receita gerada	1.700	2.100	520	690	490	380	390	6.270
4. Percentual de contribuição	27%	34%	8%	11%	8%	6%	6%	100%
5. Comissões a pagar	40%	40%	35%	35%	30%	35%	50%	

Notas:

1. Na linha 1 (Total) transcrevemos os totais contidos na referida coluna do relatório de acompanhamento diário de atendimento/receita.

2. O Percentual de contribuição, linha 2, identifica com quanto o serviço contribui para o total de serviços prestados. É geralmente calculado percentualmente (no exemplo, 170 × 100 ÷ 1.000).

3. Na linha 3 lançamos o total da receita gerada por serviço.

4. O Percentual de contribuição, linha 4, identifica com quanto o serviço contribui para o total da receita.

Conta-corrente bancária

Outro instrumento muito útil para o empresário é o acompanhamento de sua(s) conta(s)-corrente(s) bancária(s), que pode ser feito facilmente por meio de fichas encontradas em papelarias ou por meio de planilhas de Excel.

Controlar o saldo bancário de uma empresa apenas com base no canhoto dos cheques não constitui uma atitude empresarial salutar, pois deixa margem a esquecimentos e erros na conferência com o extrato. A seguir, observe um modelo:

Ficha de conta-corrente bancária

Nome da empresa:				
Conta nº		Ficha nº		
Banco:		Agência:		
Data	Movimento	Depósitos	Saques	Saldo

Índices para reajuste da tabela de preços

O procedimento ideal é trabalhar com uma planilha mensal, conforme apresentado no item "Preço de venda". Todavia, de acordo com o porte da empresa, e se os itens de custos não são alterados de modo muito irregular, o proprietário tem a liberdade de escolher um dos elementos de correção oferecidos pelo mercado, IGPM (FGV), IPC (Fipe), IGP (FGV), IPA (FGV), ICV (Dieese), TR (Bacen), IRSM (IBGE),[1] ou pode estabelecer um indexador próprio. Se a opção recair sobre o indexador próprio, o empresário terá de supervisionar a variação da maioria ou de todos os itens mais expressivos que componham os custos. Esse constitui um método mais trabalhoso, sem dúvida, mas pode ser interessante se a empresa contar com o auxílio da tecnologia, que pode constituir um diferencial importante para o negócio.

---

[1] IGPM – Índice Geral de Preços do Mercado; IPC – Índice de Preços ao Consumidor; IGP – Índice Geral de Preços; IPA – Índice de Preços ao Produtor Amplo; ICV – Índice de Custo de Vida; TR – Taxa Referencial; IRSM – Índice de Reajuste do Salário Mínimo.

Planejamento financeiro

Após o levantamento dos custos que irão compor o preço de venda e a análise dos valores a receber e a pagar que vão compor o fluxo de caixa e identificar as formas de correções na tabela de preço, resta ainda para a atividade empresarial o planejamento financeiro, que consiste na análise criteriosa dos valores recebidos, na decomposição do preço de venda, na necessidade de faturamento para cobertura das despesas e, se possível, alcançar algum lucro, além de considerar uma política de investimentos (produtos, desenvolvimento profissional, novos equipamentos, entre outros) compatível com os valores recebidos e pagos. O instrumento adequado para realizar esse planejamento é o fluxo de caixa.

Para sua elaboração, o empresário deverá levantar todos os valores a receber e a pagar em, no mínimo, 180 dias. É importante também registrar as expectativas de recebimentos "à vista", bem como o pagamento de pequenas despesas (como lanches, refrigerantes, fotocópias, etc.) e registrá-los diariamente nesse documento.

O correto acompanhamento do fluxo de caixa possibilitará saber com a devida antecedência a necessidade de base monetária ou, ainda, quando se pode aplicar o investimento para atender a determinadas necessidades ou ampliações.

Gestão de pessoas

A maior preocupação de quem contrata está na forma da contratação, como explicado no tópico "As relações no trabalho", na página 28.

Os principais direitos trabalhistas foram tratados no capítulo O profissional de beleza. Mas é interessante relembrar que o que constitui um direito para o empregado transforma-se em obrigação para o empregador. Quanto ao trabalho autônomo, reforce-se o fato de que, para a efetivação legal da modalidade, o profissional precisa providenciar seu registro como Microempreendedor Individual (MEI) – item também abordado no capítulo mencionado. Pelo fato de geralmente a empresa de beleza deixar a cargo de um escritório de contabilidade sua vida contábil e fiscal, o empresário acredita que também a gestão de pessoas poderá ficar a cargo da contabilidade, mas a verdade é que tal atribuição cabe exclusivamente ao gestor, que, na maioria das vezes, é o proprietário. Com isso, alguns pontos quanto à gestão de pessoas devem ser observados.

Para o recrutamento e seleção de pessoas

O cuidado com essas atividades é o começo da relação entre patrão e colaborador (empregado) ou mesmo com os terceiros que prestam serviços. Independentemente da forma de prestação do serviço, o processo de recrutamento é executado quando há a necessidade de algum profissional para o salão. É importante definir para o contratado as regras para essa contratação, saber se será contratado com vínculo (registro em carteira) ou como MEI. Após essa identificação, o empresário poderá elaborar um resumo da vaga contendo as principais informações para o processo de recrutamento e que também subsidiará a seleção. Portanto, ter algo escrito sobre a vaga poderá ajudar nos dois processos. Entre as informações necessárias o empresário deverá observar: título do cargo a ser contratado; experiência necessária (se necessária); formação escolar; região onde mora (para o salão de beleza, esta informação poderá ter desdobramento no valor do vale-transporte ou mesmo no cumprimento do horário); valor da remuneração (nem sempre se tem um valor "fechado", mas um mínimo/máximo ajuda na hora de negociar com o possível futuro colaborador). Com a ajuda do contador, o empresário ou contratante poderá também ter a orientação sobre a forma de contratação.

Para a seleção, o processo continua após o recrutamento. Assim, o processo de recrutamento consiste em "juntar" currículos potenciais para a vaga, enquanto a seleção configura a escolha do profissional, por meio de currículo, entrevista e negociações para a vaga. Assim, a primeira etapa após o recrutamento é selecionar os currículos potenciais e agendar com as pessoas dos currículos selecionados para um contato pessoal (entrevista). A entrevista deverá ser conduzida a fim de confirmar os dados do currículo, além de obter mais algumas informações sobre o pretendente (como pretende chegar ao trabalho, por que escolheu este salão, qual a real contribuição que ele acredita dar ao salão em que procura a vaga, quais as expectativas do candidato em relação à empresa).

É importante lembrar que parte das reclamações (no futuro) se originam no processo de recrutamento e seleção conduzidos de modo descuidado e sem critérios. Assim, o empresário (ou gestor do negócio) deverá buscar mais algumas informações sobre esse processo, evitando assim que alguém confirme a decisão de trabalhar no salão por mera aventura.

Para o controle

Esse processo geralmente é feito a "quatro mãos": as do escritório de contabilidade e as do próprio salão. O escritório geralmente cuidará da documentação que se refere aos procedimentos trabalhistas, registros, controles, folha de pagamento, guias de recolhimentos relativas aos empregados, acompanhamento de férias ou remuneração dos profissionais parceiros existentes. Ao gestor do salão compete também efetuar um mínimo de registro para subsidiar o salão em seus controles. Entre esses registros, temos: não deixar ninguém ingressar na empresa sem antes passar pelo processo de registro, mesmo sendo MEI (nesse caso, um contrato). Um exame médico auxiliará no processo de contratação (principalmente, para os contratos regidos pela CLT) a fim de evitar a contratação de pessoas em condições não satisfatórias para o cargo; acompanhamento dos dias e das horas de trabalho, bem como dos atendimentos (para os comissionados); número de faltas (conforme já mencionado no item "As formas de atuação", no capítulo O profissional de beleza, as faltas interferem na obtenção das férias); também é importante fazer um controle do meio de transporte utilizado pelo colaborador (isso subsidiará a definição do vale transporte ou ajuda de custo). Além disso, saber se o colaborador tem filhos menores de 14 anos, alguma doença relativa à atuação profissional, o tempo de serviço em empresas anteriores são informações adicionais que devem constar num sistema de registro, ainda que informal, sobre cada colaborador.

Para os benefícios

Os benefícios geralmente encontram-se na responsabilidade unicamente do estabelecimento ou do salão parceiro que contrata.[2] Os benefícios são as benesses concedidas em caráter especial e que, por algum motivo, social ou não, a empresa passa a concedê-lo. Eles podem variar de um simples café com pão e manteiga e respectivo horário para tal até mesmo um dia a mais de férias para cada ano trabalhado ou participação nos resultados do salão. Geralmente, está ao alcance do salão conceder algum benefício que não configure uma obrigação trabalhista. No entanto, sua concessão poderá até mesmo

---

[2] Vale-transporte, férias e décimo terceiro salário não serão tratados neste capítulo, pois são considerados direitos do trabalhador e obrigações do empregador.

melhorar o ambiente de trabalho no que tange à participação mais ativa dos colaboradores na busca de melhores resultados. Entre os benefícios encontramos: subsídio total ou parcial de estudos ou aperfeiçoamento; tratamento de mãos ou cabelos, semanalmente; limpeza de pele, em um período. Os benefícios podem e devem ser remunerados por quem os recebe. Evidentemente que com um diminuto valor, pois assim não constituirá um direito trabalhista futuramente.

Para o treinamento

A partir de reuniões sistemáticas com a equipe é possível identificar as necessidades do negócio. Essas necessidades podem ser técnicas e de apoio. As necessidades técnicas são aquelas que objetivam fazer um serviço melhor ou conhecer novas tecnologias para a prática atualizada de determinado serviço. As necessidades de "apoio" são aquelas que, embora não vão melhorar diretamente o serviço, irão auxiliar para que se possa manter um melhor relacionamento entre cliente e salão de beleza – por exemplo, o treinamento no idioma português, e, dependendo dos clientes, no idioma inglês; o treinamento no uso de aplicativos, tanto no celular como no computador; o treinamento para utilizar um novo equipamento comprado para o salão. O treinamento pode fidelizar o colaborador ao emprego, reduzindo assim rotatividade da mão de obra.

Deve-se também ressaltar que a Lei nº 13.467, de 13 de julho de 2017 – publicada no *Diário Oficial da União* (*DOU*) em 14 de julho de 2017 e que entrou em vigor em 11 de novembro de 2017 –, altera substancialmente os contratos regidos pela CLT, uma atualização há muito esperada. No entanto, as questões vinculadas à legislação trabalhista tratadas nesta obra não sofreram alterações. A fim de se ter mais amparo e, caso a contratação seja diferente das modalidades descritas neste livro, é conveniente consultar um profissional da área de contabilidade.

Compras e estoques

De determinado ponto de vista, a vida econômica pode ser considerada uma sucessão de trocas, ou seja, de compras e vendas. No campo de ação de uma empresa de beleza, as compras tendem a se realizar do modo mais informal possível; por isso, a função de comprar acaba sendo atribuída ao

ORGANIZAÇÃO DE UMA EMPRESA DE BELEZA

empresário/proprietário, o que pode provocar o acúmulo de funções e, consequentemente, a centralização e o atraso nas decisões. Considerando-se que um atraso desse tipo significa muitas vezes a perda de um cliente, é fundamental que o empresário esteja preparado para as rotinas que norteiam o setor de compras.

Formulários

A adoção da rotina apresentada a seguir, que inclui a utilização de formulários, fica a critério do empresário.

- Requisição de compras – documento necessário toda vez que algum setor acusa falta de material nos estoques, de acordo com o modelo a seguir:

Quadro 4.12. Requisição de compras

Requisição de compras			Nº
Quantidade solicitada	Discriminação das mercadorias	Tipo/modelo	Marca
Solicitamos providenciar a aquisição das mercadorias acima.			
Solicitante		Aprovação	

- Ficha de fornecedores – sua finalidade é organizar um cadastro de fornecedores que permita rápida localização para contatos, de acordo com o modelo a seguir:

GESTÃO APLICADA À EMPRESA DE BELEZA

Quadro 4.13. Ficha de fornecedores

Fornecedor:		
Endereço:		
Telefone: Celular/ (WhatsApp): Fax:		
Vendedor/Contato:		
CNPJ: IE:		
Fornecedor dos seguintes produtos:		
Condições normais de pagamento: ( ) 20 dias ( ) 30 dias ( ) 45 dias ( ) 60 dias ( ) 90 dias		
Pedidos atendidos: Pedido nº Pedido nº Pedido nº Pedido nº Pedido nº Pedido nº		
Valor das transações já efetuadas: Valor Data Valor Data Valor Data Valor Data Valor Data		

- Ficha de coleta de preços e seleção de fornecedores – formulário em que se registram as tomadas de preços, bem como as respectivas formas de pagamento e condições de entrega, tendo em vista uma posterior seleção de fornecedores, de acordo com o modelo a seguir:

ORGANIZAÇÃO DE UMA EMPRESA DE BELEZA

Quadro 4.14. Ficha de coleta de preços

Mercadoria:						
Data da consulta	Fornecedores	Telefone	Modelo	Preço unitário	IPI	Prazo de entrega
Fornecedor escolhido:						
Condições de pagamento:						
Quantidade:						
Via de transporte:						
Coleta realizada por:				Em:		
Aprovação:						

É importante lembrar aqui alguns termos que distinguem diversas espécies de compras e fornecedores:

- por atacado – aquisição de grandes quantidades e, geralmente, de volumes fechados;

- a varejo – aquisição de pequenas quantidades; dependendo do giro e do consumo do item, é mais interessante, para a empresa de beleza, comprar a varejo do que por atacado, mas isso não é regra;

- a dinheiro – modalidade de pagamento mais conhecida pela expressão "à vista", utilizada quando se paga no ato da compra;

- a crédito – também conhecida como faturada. Nesse caso, o comprador não paga no ato da compra; geralmente, essa modalidade depende de aprovação do crédito, mesmo tratando-se de pessoa jurídica (empresa);

- em consignação – o comprador adquire algumas peças ou produtos na condição de, transcorrido certo período, pagar ao vendedor uma porcentagem somente daquilo que foi vendido;

- sob encomenda – ocorre quando o fornecedor não possui a quantidade requisitada em estoque e se propõe a produzir para atender ao pedido; geralmente, nesse caso, o fornecedor solicita o pagamento de algum valor adiantado no ato da requisição.

Estoques

A falta de organização dos estoques acaba se denunciando como um dos principais fatores responsáveis pelo desequilíbrio e pela falta de dinheiro na empresa. Para sanar esse problema, um controle básico dos estoques envolve os procedimentos de armazenagem, classificação e codificação dos produtos.

Armazenagem

O espaço destinado aos estoques de material deve ser um local de fácil acesso, sem riscos e adequadamente arejado. É importante, além disso, observar as orientações dos fabricantes dos produtos estocados, uma vez que fatores como umidade ou calor excessivos podem acelerar sua deterioração. Se não se dispuser de um espaço específico para armazenagem, que se reserve ao menos um armário para tanto. O material cujo consumo já foi iniciado deverá ser controlado no próprio carrinho do profissional.

Classificação e codificação dos produtos

Na verdade, o controle dos estoques só se realiza de fato por meio da classificação e da codificação, procedimentos que podem se iniciar com a separação em grandes grupos, depois em subgrupos, e assim sucessivamente, até chegar à unidade. Eis um exemplo:

ORGANIZAÇÃO DE UMA EMPRESA DE BELEZA

Quadro 4.15. Classificação e codificação dos produtos

| 0. CABELOS |
| 1. MANICURE/PEDICURE |
| 2. MAQUILAGEM |
| 3. DEPILAÇÃO |
| 4. ESTÉTICA |

```
0. CABELOS
  0 - Químico
    0 - Coloração
      0.0.0.0 - Rinsagem
      0.0.0.1 - Tonalizante
      0.0.0.2 - Tintas
    1 - Descoloração
      0 - Descolorante
        0.0.1.0.0 - Produto A
        0.0.1.0.1 - Produto B
    2 – Alisamento / Progressivas
      0 - Cremes alisantes
        0.0.2.0.0 - Creme X
      1 - Cremes protetores
        0.0.2.1.0 - Creme Y
        0.0.2.1.1 - Creme Z
    2 - Neutralizantes
      0.0.2.2.0 - Marca X
      0.0.2.2.1 - Marca Y
    3 - Ondulação
      0 - Líquidos redutores
        0.0.3.0.0 - Marca X
        0.0.3.0.1 - Marca A
        0.0.3.0.2 - Marca W
      1 - Neutralizantes
        0.0.3.1.0 - Marca W
        0.0.3.1.1 - Marca L
    4 - Diversos
      0 - Peróxidos
        0.0.4.0.0 - Emulsão
        0.0.4.0.1 - Oxidante
        0.0.4.0.2 - Líquidos
  1 – Corte de cabelo
    0 - Xampu
      0.1.0.0 - Marca W
      0.1.0.1 - Marca L
    1 - Condicionadores
      0.1.1.0 - Marca S
    0.1.1.1 - Marca A
  2 - Penteados
    0 - Produtos de acabamento
      0.2.0.0 - Mousse
      0.2.0.1 - Spray
      0.2.0.2 - Gel
  3 - Tratamento cosmético capilar
    0 - Cremes
      0.3.0.1 - Marca W
  4 - Diversos
    0 - Álcool
      0.4.0.0 - Marca X
    1 - Algodão
      0.4.1.0 - Marca Y
```

(cont.)

```
1. MANICURE/PEDICURE
   0 - Preparação
      0 - Acetona
         1.0.0.0 - Marca B
      1 - Esmaltes
         1.0.1.0 - Marca M
   1 - Acabamento
      0 - Óleo secante
         1.1.0.0 - Marca G

2. MAQUILAGEM
   0 - Preparação
      0 - Cremes
         2.0.0.0 - Marca X
         2.0.0.1 - Marca O
   1 - Execução
      0 - Sombras
         2.1.0.0 - Marca L
         2.1.0.1 - Marca R
   2 - Acessórios
      0 - Lenço de papel
         2.2.0.0 - Embalagem com x unidades
         2.2.0.1 - Embalagem com x' unidades

3. DEPILAÇÃO
   0 - Ceras
      0 - Quentes
         3.0.0.0 - Marca L
      1 - Frias
         3.0.1.0 - Marca V

4. ESTÉTICA
   0 - Facial
      0 - Higienização
         4.0.0.0 - Sabonete X
         4.0.0.1 - Óleos demaquilantes
      1 - Loções
         4.0.1.0 - Refrescante
      2 - Hidratação
         4.0.2.0 - Loções
      3 - Nutrição
         4.0.3.0 - Máscaras
   1 - Corporal
      0 - Higienização
         4.1.0.0 - Cremes
      1 - Hidratação
         4.1.1.0 - Óleos
      2 - Acessórios e utensílios
         0 - Gaze
            4.2.0.0 - Embalagem com x unidades
```

Controle

Depois de identificados os produtos por meio da codificação, convém controlá-los por meio de fichas, das quais a mais apropriada é a ficha de prateleira, conforme o modelo a seguir:

ORGANIZAÇÃO DE UMA EMPRESA DE BELEZA

Quadro 4.16. Ficha de controle de estoques

Material:					Código:
Marca:				Estoques	Máximo: Mínimo
Data	Documento	Entrada	Saída	Saldo	Movimentado por

A partir desse controle básico, há condições de determinar o consumo médio, o estoque mínimo, o estoque máximo e o lote econômico de compras. Se, contudo, todo esse controle começar a revelar-se demasiado complexo para a empresa, pode-se adotar o seguinte procedimento alternativo:

- dividir o lote de compras em duas partes;

- colocar a primeira parte em uso e armazenar a segunda;

- quando a primeira parte terminar e, consequentemente, iniciar-se o uso da segunda, providenciar uma nova compra e começar tudo novamente.

Atualmente, o gestor pode encontrar *softwares* específicos, no mercado, para esse controle. No entanto, a classificação e as interpretações dos dados oriundos do sistema serão atribuições do empresário.

Gestão compartilhada e sustentável e o meio ambiente

Gestão compartilhada e seus reflexos

O momento atual é caracterizado pela centralização nos pensamentos econômicos, o que também remete ao pensamento de que o desenvolvimento está necessariamente relacionado ao crescimento econômico. Além disso, o crescimento econômico sozinho não é capaz de gerar desenvolvimento. Desse modo, a concepção de desenvolvimento deverá "ir além da acumulação de riqueza e do crescimento do Produto Nacional Bruto".[3]

Conforme Augusto de Franco, o desenvolvimento "deve significar melhorar a vida das pessoas (desenvolvimento humano), de todas as pessoas (desenvolvimento social), das que estão vivas hoje e das que viverão no futuro (desenvolvimento sustentável)".[4] Assim, pensar no desenvolvimento requer visão estratégica não imediatista e integrada, envolvendo ações que permitam o crescimento do capital humano, do capital social, da boa governança e o uso sustentável do capital natural, tudo isso terá como consequência o crescimento econômico. Observe a seguir cada elemento do desenvolvimento.

Capital humano

Esse é o estímulo ao desenvolvimento das habilidades, dos conhecimentos e das competências das pessoas. Para seu bom desempenho será necessário investir em educação, saúde, alimentação, habitação, saneamento, transporte, segurança, entre outros. Por isso, o desenvolvimento do capital humano se reflete diretamente nas condições de competitividade.

Capital social

O capital social requer o crescimento dos níveis de cooperação, ajuda mútua, organização social, e isso tem implicações diretas no aumento da confiança entre as partes envolvidas. O capital social "pode ser definido como um conjunto de valores ou normas informais, comuns aos membros de um grupo, que permitem a cooperação entre eles".[5] É importante registrar que quanto maior o nível de confiança no (e dentro do) grupo ou na comunidade maior a possibilidade de cooperação entre seus integrantes. Isso também vale para o contexto do negócio.

---

[3] Cf. Amartya Sen (2000) *apud* Juarez de Paula, "Desenvolvimento & gestão compartilhada". 13-1-2005. Disponível em http://www.ceap.br/material/MAT0404201191736.pdf. Acesso em 21-2-2018.

[4] Augusto de Franco, *Por que precisamos de desenvolvimento local integrado e sustentável* (Rio de Janeiro: Instituto de Política – Milennium, 2000).

[5] Francis Fukyama, *A grande ruptura* (Rio de Janeiro: Rocco, 2000).

Boa governança

A governança está relacionada à capacidade gerencial da administração pública ou privada, e tem implicação nos estímulos, realizados pelos gestores, para que os participantes da comunidade ou do grupo estabeleçam canais de participação. Evidentemente, a boa governança demanda ainda a confiança no gestor, o que se obtém por meio do estímulo à participação coletiva, à representatividade dos integrantes da comunidade, à capacidade de transparência nas ações e nos gastos. Realizar uma boa governança é realizar uma gestão participativa, competitiva, representativa, que estimula o empreendedorismo, as metas e os resultados bem definidos.

Capital natural

Todo o desenvolvimento fundamentado nos capitais citados não terá sustentação se não for pensado em curto, médio e longo prazos. Apesar de vivermos numa sociedade imediatista, a boa gestão requer construir um desenvolvimento bom para quem vive agora e bom para quem viverá amanhã. Com a era industrial, verificou-se que o capital natural não é ilimitado, assim, torna-se urgente adotarmos um comportamento conservador e de valorização quanto aos recursos naturais existentes. É preciso adotar políticas que, com os conhecimentos humano e social, possam garantir os ciclos naturais – "fazer mais com menos" –, reduzindo desperdícios. Vivemos um momento em que é necessário satisfazer nossas necessidades (hoje) sem comprometer a forma de garanti-las também no futuro, sejam elas necessidades nossas ou de nossos semelhantes.

O desenvolvimento e a gestão compartilhada estão necessariamente interligados. Não será possível os desenvolvimentos humano, social e sustentável caso não ocorra a integração de todos eles, além de uma gestão compartilhada para a busca contínua de consolidação de um desenvolvimento sustentável.

Essa visão pode ser interpretada como necessária somente para a administração pública. No entanto, ao pensar que cabe apenas à administração pública, sem que façamos parte dela, tendemos a esperar até que algum dia as coisas aconteçam. Contudo, se tais pensamentos podem ser aplicados em nosso pequeno ambiente, por exemplo, em nossa vida, em nossa empresa, condomínio, escola, religião, contribuiremos para um planeta melhor. Daremos, assim, nossa contribuição para que o desenvolvimento, em sua plenitude, seja útil agora e sustentável para o futuro.

Sustentabilidade e os negócios

Como se pôde observar na introdução deste tópico, não haverá produção de riquezas se não existir desenvolvimento – e, atualmente, não existirá desenvolvimento se não pensarmos de forma integrada e sustentável. Hoje, esse pensamento permeia todas as empresas de grande porte e expressivas no cenário mundial. No entanto, é necessário pensar nesse formato nas micro e pequenas empresas. Sabemos que todo o processo é uma questão de cultura geral, mas caberá ao empresário – ainda que sua empresa seja formada por ele e apenas mais um funcionário – a iniciativa de fazer sua parte quanto à sustentabilidade. O empresário deve também realizar ações sociais. Portanto, o crescimento de um negócio passa necessariamente pelo crescimento social do local em que está instalado o negócio. Consequentemente, ao definir um tipo de negócio, devemos fazê-lo também do ponto de vista social, não só no *marketing* comercial, mas também no impacto que essas ações causarão na sociedade onde a empresa se encontra. Esse processo dará ao negócio o reconhecimento da sociedade e maior aceitação por parte dela referente a suas atividades; inevitavelmente, isso levará ao crescimento sustentável do negócio.

Consciência ambiental

Atualmente, não é possível fazer algo sem pensar em como serão tratados os resíduos dessa ação. Aqueles que não pensam desse modo estão reduzindo muito sua permanência na sociedade. Assim, é necessário pensar de forma mais ampla, não apenas em nosso espaço "quadrado" de execução dos serviços que o negócio proporciona, mas também é preciso ter um tipo de pensamento que leve à visão de como a sociedade receberá mais um estabelecimento em determinado local, gerando serviços (sim!) com qualidade (sim!), mas com a qualidade e o respeito social. Isso perpassa necessariamente a forma que esse novo negócio que ali se instalou trata o meio ambiente. Os descartes de embalagens (recicláveis), de resíduos sem reutilização, de produtos químicos, de material de limpeza requerem cuidados especiais.

A consciência ambiental é algo semelhante à ética: não é possível considerar que se tem consciência ambiental apenas relacionada a determinados produtos. Ou temos consciência ambiental em relação a tudo e a todos (100% comprometido) ou não temos. E, hoje, quem não tem consciência em relação ao meio ambiente muito provavelmente não permanecerá nele, sobretudo se realizar atividades empresariais.

Envolvimentos na gestão compartilhada

Como já descrito anteriormente, não será possível esperar as coisas acontecerem sem que o gestor faça sua parte. Desse modo, no microambiente o qual ele tem a responsabilidade de gerir, isso deve ser feito pensando no curto, médio e longo prazos, não só no âmbito financeiro, mas também em relação ao âmbito da sociedade.

É importante lembrar que não é necessário ser um empresário para pensar em termos de desenvolvimento sustentável. Até mesmo os profissionais autônomos, que trabalham sozinhos, podem se voltar para o desenvolvimento sustentável. Afinal, esse é um pensamento que constitui uma cultura, e sua prática é que consolidará o pensamento. É importante ter certeza daquilo em que se acredita e criar estratégias para que suas práticas aconteçam trazendo serviços com qualidade, economia, lucro, enfim, o desenvolvimento sustentável para o negócio e para a comunidade em que ele está inserido.

MARKETING PARA A EMPRESA DE BELEZA

Entendendo o *marketing*

O termo *marketing* significa "trabalhar com mercados para conseguir trocas, com o propósito de satisfazer necessidades e desejos humanos",[1] ou seja, na essência do *marketing* encontra-se a capacidade ou a intenção de satisfazer necessidades e desejos das pessoas. As necessidades estão ligadas a questões emergenciais ou de sobrevivência (por exemplo, comer, beber, vestir); os desejos constituem as vontades menos racionais e de caráter mais psicológico (por exemplo, um carro novo, um aparelho de telefone celular, um local maior para trabalhar). Desejos podem ser adiados; necessidades, não, pois são essenciais à sobrevivência do indivíduo.

As necessidades são latentes nas pessoas, não são criadas, precisam ser atendidas. Todos nós temos sede, essa é uma necessidade fisiológica e, para satisfazê-la, pode-se optar por água, suco, refrigerante, isotônico, cerveja, sorvete e uma série de outros produtos que atendam a esse fim. É assim que o *marketing* funciona: identificada a necessidade (ou o desejo), os profissionais de *marketing* buscam formas de atendê-la e as oferecem ao mercado.

Para atender a essas necessidades humanas existe um processo de troca. Nos primórdios da história, isso se dava pela troca de um produto por outro, processo que, posteriormente, foi substituído pelas trocas feitas com moeda. Assim, hoje se troca um bem ou a execução de um serviço por dinheiro. E quem recebe esse dinheiro troca essa soma por outro bem ou por algum serviço que deseje ou de que esteja necessitando. É assim que o mercado se constrói e se constitui.

Quando muitos têm um mesmo produto para oferecer e há poucas pessoas que desejam comprá-lo, esse produto se torna mais barato; o contrário também é verdadeiro: quando poucos têm determinado produto ou serviço para oferecer e muitos o desejam, esse produto passa a ser valorizado e seu preço aumenta. Isso revela uma das principais estratégias dos processos de *marketing*: a diferenciação – valorizar o preço de um produto ou de um serviço significa diferenciá-lo das demais ofertas ou do que todos oferecem e torná-lo mais desejado e, consequentemente, valorizado.

---

[1] Philip Kotler & Gary Armstrong, *Princípios de* marketing, trad. Alexandre S. Martins (Rio de Janeiro: PHB, 1991).

As empresas de beleza (cabeleireiros, embelezamento, estética corporal e facial, maquilagem, depilação, massagens diversas, manicure e pedicure, entre outras) existem para atender às necessidades e aos desejos das pessoas de se tornarem mais atraentes, elevarem a autoestima, entre tantas outras razões. Assim, o mercado cresce. E podemos dizer: "que mercado"!

O mercado de beleza no Brasil

O Brasil é o quarto maior mercado consumidor mundial do setor de beleza, só perdendo para os Estados Unidos, a China e o Japão. Em termos de produtos de beleza, o faturamento do setor em 2016 foi de R$ 102 bilhões, ou seja, 1,6% do Produto Interno Bruto (PIB) nacional. As empresas do setor de beleza geram trabalho para 5,8 milhões de pessoas e, de acordo com a Associação Brasileira da Indústria de Higiene Pessoal, Perfumaria e Cosméticos (Abihpec), esse é um mercado que deve continuar a crescer num ritmo de 10,5% ao ano.

Em relação aos serviços de beleza, os dados são escassos, pois muitos desses serviços funcionam na informalidade. No entanto, considerando cabeleireiros, manicures, pedicures e atividades estéticas, existem 698.239 estabelecimentos regulamentados (MEI, ME e EPP), que empregam 1,3 milhão de pessoas. Nos últimos dez anos, o setor vem crescendo em média 5,9% ao ano, em termos de oferta de emprego (Abihpec, 2017). Estima-se que sejam criados 7 mil estabelecimentos anualmente no país.

Dados do caderno de tendências da Abihpec para o setor indicam, ainda, que diversas são as razões que sinalizam esse crescimento continuado, tanto para produtos como para serviços de beleza, entre elas a maior utilização de tecnologia de ponta, com aumento da produtividade e consequente redução dos preços praticados, que permitiu enfrentar a crise econômica dos últimos anos.

Outra tendência é a "homencipação" – o fenômeno da neomasculinização –, que levou ao aumento do número de homens que se preocupam com a aparência, usam produtos e serviços de beleza, fazem tratamento dermatológico, utilizam cremes, pintam os cabelos, sem receio de que isso possa afetar sua masculinidade. Esse fato trouxe e trará aumento significativo de atendimentos a esse público.

ORGANIZAÇÃO DE UMA EMPRESA DE BELEZA

Outra tendência é o envelhecimento da população, e a diferença é que o idoso hoje está mais preocupado em envelhecer com saúde e ter acesso a tratamentos que melhoram a saúde e retardam o envelhecimento. Na outra ponta se encontra a antecipação dos jovens na preocupação com a beleza – cada vez mais cedo, eles utilizam serviços de beleza, se submetem a cirurgias plásticas e decidem de modo independente suas compras.

Por fim, a continuada evolução do papel das mulheres na sociedade, mais ativas, com acesso à educação formal, com mais espaço no mercado de trabalho, mais independentes e menos conservadoras em relação ao prazer, à sensualidade, à afetividade e à estética

Conhecendo o mercado

- Faça uma pesquisa em *sites* como o do Instituto Brasileiro de Geografia e Estatística (IBGE), da prefeitura, entre outros e descubra quantas pessoas pertencentes às classes A, B, C, D e E existem em sua cidade.

- Pesquise em *sites* a renda mensal de cada uma dessas classes sociais.

- Multiplique o total obtido por 22,6% para as classes B e C, e por 12,8% para as classes D e E (valores gastos por essas classes sociais mensalmente com serviços de beleza), e saiba qual é o total de dinheiro disponível nas classes média e baixa para negócios de beleza em sua cidade.

A prática do *marketing* nas empresas de beleza

De modo geral, as empresas de beleza têm utilizado as estratégias de *marketing* apenas de maneira tímida e empírica, seja em sua constituição, seja enquanto são administradas.

Na maioria das vezes entende-se o *marketing* de modo restrito, como sinônimo de propaganda, quando, na verdade, o *marketing* compreende a oferta (os produtos ou serviços comercializados), o preço (seus valores), o ponto (o local onde é vendido e sua ambientação), os profissionais (as pessoas envolvidas na execução do serviço e sua comercialização), a comunicação (o alcance do público consumidor, incluindo-se aí a propaganda, as relações públicas, a promoção e as vendas pessoais) e o entendimento dos processos para a entrega de valor ao cliente.

Obter melhores resultados financeiros, posicionar e diferenciar a oferta, ampliar a visibilidade, comunicar-se de forma mais efetiva com seu público são alguns dos benefícios que o *marketing* coloca à disposição das empresas de beleza.

As dificuldades na venda de serviços de beleza

Imagine que você ganhou de presente algumas toneladas de argila. Você pode revendê-la para alguém que se interesse e ganhar algum dinheiro ou pode também amassá-la, colocá-la numa fôrma padrão retangular, cozinhá-la e transformá-la em tijolos. No segundo caso, você transformou matéria-prima em produto. Tecnicamente é a mesma argila barata, mas, agora, pode ser vendida por um preço muito maior, o que proporcionará maiores ganhos; em resumo, você "agregou valor" à argila.

O barro foi transformado em produto, com as seguintes características: é tangível – você pode tocá-lo, mostrá-lo ao cliente; você pode estocá-lo –, os tijolos que não foram vendidos hoje podem ser armazenados e vendidos amanhã, na próxima semana ou no próximo mês; são todos iguais ou muito parecidos, afinal, você usou a mesma fôrma para fazer todos os tijolos e você não precisa estar disponível o tempo todo para vendê-los, pode deixar um assistente fazer isso.

Os serviços são uma categoria específica de bens, que, por dependerem da interação humana para ser executados, têm algumas especificidades. Enquanto os tijolos saíam todos da mesma fôrma e eram iguais, os serviços sofrem de uma característica chamada "variabilidade", ou seja, dificilmente os resultados serão iguais e a razão é simples: sua execução depende, entre outras coisas, da condição emocional, física e do tempo disponível do profissional que vai executá-lo. Um cabeleireiro, num sábado à noite, depois de quinze atendimentos, dificilmente terá a mesma qualidade dos atendimentos feitos no início da manhã, quando estava descansado. Assim, os serviços não são padronizados, e essa variabilidade na entrega do serviço é uma das maiores queixas dos clientes.

No caso dos tijolos, eles podiam ser estocados caso não fossem vendidos, já o corte de cabelo, a depilação, a massagem não podem ser "armazenados". Se você não atendeu nenhum cliente hoje, o tempo passou e não volta atrás. Se um avião decolou com uma poltrona vazia, não é possível acrescentar essa poltrona no próximo voo caso ele esteja lotado. A essa característica dos serviços chamamos "perecibilidade". Eles padecem também de "intangibilidade". Você se lembra de que o tijolo podia ser visto, tocado e avaliado pelo cliente? Pois é, nos serviços isso não é possível: o resultado de um tratamento, de um corte, de uma depilação só poderá ser visto depois de realizado o serviço. Ou seja, os serviços são intangíveis.

Uma última característica é a "inseparabilidade". No caso do tijolo, uma vez que eles estão lá, qualquer um pode vendê-los com um mínimo de preparação. Os serviços, em geral, estão associados ao profissional que os realiza, então se o profissional não está, ou se está com a agenda lotada, corre o risco de perder aquele atendimento.

Essas são as quatro características de serviços às quais qualquer empresário do setor de beleza deve estar atento. Elas fazem dos serviços uma atividade mais desafiadora. E considerando que o resultado do serviço está associado a nossa aparência, ela se torna mais desafiadora ainda.

Como tangibilizar serviços

Os serviços são intangíveis, então, como fazer para tornar a promessa de resultado, de algum modo, tangível? As práticas de *marketing* ensinam que essa promessa pode ser comunicada pelo ambiente, pelo material de comunicação e pela atitude das pessoas que trabalham na empresa. Um ambiente limpo, bem decorado, com iluminação e cores adequadas ajuda muito a transmitir a noção de como serão os resultados dos serviços que ali são realizados, da mesma forma que equipamentos novos, limpos e de última geração sustentam a promessa de resultado.

Como reduzir a variabilidade dos serviços executados

Como os serviços dificilmente são padronizados, ou seja, variam dependendo de quem os executa, podem ser adotadas algumas práticas para reduzir a diferença verificada no resultado final.

Tudo começa com um bom recrutamento e seleção de pessoal, seguido de rigoroso treinamento e da definição de processos. O processo é um método ou uma sequência de ações no desempenho do serviço, que quando inexistente ou se for mal elaborado resulta em atendimento falho, lento, ineficaz. Como consequência, os clientes ficam insatisfeitos.

Uma prática realizada por alguns salões de beleza para reduzir essa variabilidade tem sido fotografar o corte de cabelo das clientes e manter um arquivo para consulta futura.

Como tratar da questão da inseparabilidade

Como os serviços dependem do profissional que os executa, é muito comum que o cliente crie uma dependência desse profissional, não desejando ser atendido por outro. A consequência disso é clara: bons profissionais têm a agenda lotada e logo atingem a sua cota de atendimento diário, o que limita sua clientela e, claro, os seus ganhos.

A recomendação para esses casos, quando um profissional for muito requisitado, é deixá-lo concentrado apenas na parte essencial do serviço, transferindo as tarefas mais corriqueiras do processo aos assistentes. Também é o caso de aumentar o valor do serviço quando realizado por esse profissional.

Na maioria dos casos, quando esse profissional requisitado é o dono da empresa de beleza, a situação se torna ainda mais grave, pois provoca um impacto direto no crescimento do empreendimento, seja porque a empresa atinge rapidamente sua capacidade de atendimento, seja porque desloca o dono de sua tarefa essencial, que é a gestão, e o transforma em mão de obra operacional. Mais uma vez, nesse caso, a recomendação é implantar processos para que outros profissionais sejam contratados, treinados e possam realizar os atendimentos, liberando o proprietário para uma posição de gestão, que envolve, entre outras coisas, supervisionar os profissionais e estabelecer relações com os clientes. Caso contrário, o crescimento do empreendimento estará seriamente comprometido.

Como cuidar da questão da perecibilidade

Anteriormente afirmamos que os serviços não se estocam, são perecíveis. Então, como fazer para tentar adequar oferta e demanda?

ORGANIZAÇÃO DE UMA EMPRESA DE BELEZA

Empresas de beleza tendem a ter sua clientela concentrada nas sextas-feiras e nos sábados, o que causa um transtorno de operação, humores e resultados. Para não desagradar um cliente, faz-se um encaixe, mas, em vez de desagradar um cliente apenas, acaba desagradando dois. Some-se a esse fato a sensação de estar perdendo clientes para concorrentes, pela incapacidade de atendê-los.

Como essa é uma característica inerente aos serviços, é muito difícil ter o controle dela; no entanto, pode-se obter algum resultado ajustando a demanda dos clientes que tenham mais disponibilidade e liberdade de horários, premiando-os (oferecendo desconto, por exemplo), caso possam transferir seu atendimento para um dia da semana menos concorrido. Em vez de descontos, algumas empresas têm oferecido algum tipo de tratamento extra, gratuito, para aqueles que marcarem seu atendimento em dias de baixa frequência ou oferecendo uma bebida ou um pequeno *buffet* em dias de pouca clientela.

Muitas vezes, embora se adotem essas práticas, não há como fugir de certo congestionamento de clientes em determinados dias e horários. Assim, se for inevitável a espera, algumas empresas têm tentado torná-la prazerosa, instalando um pequeno bar, com TV, jogos, internet grátis, etc. Ou "esticando" o tempo de atendimento quando há colisão de horários, incluindo um serviço extra (uma massagem, por exemplo) no processo de um cliente, enquanto se finaliza o atendimento de outro.

Ideias para adequar oferta e demanda

- Observe nas empresas de serviço que obtêm sucesso (restaurante, lava--rápido, cinema, escolas, academias, etc.) de sua cidade, as práticas que elas adotam para administrar a frequência de clientes ao local.

- Observe as práticas que elas adotam para fazer com que o serviço entregue tenha sempre a mesma qualidade.

- Observe as práticas que elas adotam para fazer que a espera do cliente seja menos cansativa.

- Reflita sobre como essas práticas poderiam ser adaptadas para uma empresa de beleza.

O cliente: essência de qualquer negócio

O cliente é a pessoa-chave de qualquer tipo de negócio: é ele quem mantém a empresa, paga o salário de todos os funcionários e permite o retorno do investimento feito pelo proprietário. Sem o cliente, qualquer empresa fecha suas portas. Assim, pode-se esboçar, de modo simplificado, a estrutura de uma empresa. Veja a seguir.

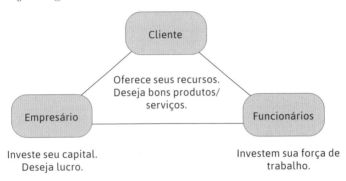

Figura 5.1. Esboço simplificado da estrutura de uma empresa

No passado, em virtude da escassez de fornecedores, as empresas podiam dispensar clientes ou tratá-los de modo inadequado; hoje, no entanto, a postura empresarial é outra, uma vez que os clientes têm consciência de seu protagonismo e mostram-se cada vez mais seletivos e exigentes. Enganam-se aqueles que consideram que perder um cliente é perder pouco. Uma pesquisa realizada nos Estados Unidos pelo Technical Assistance Research Programs Institute (Tarp)[2] concluiu que, se uma pessoa deixa uma empresa descontente em razão de uma experiência negativa, ela contará essa experiência para nove ou dez pessoas conhecidas. Além disso, dessas pessoas que ouviram a experiência ruim da primeira, 13% certamente transmitem essa experiência a vinte ou até mais pessoas. Ainda de acordo com essa pesquisa, o mau atendimento constitui a principal razão da perda de clientes, representando 65%; e, desse total, 91% das pessoas não voltarão mais a fazer qualquer tipo de negócio com essa empresa. Se esses dados não bastarem para convencer o empresário a tra-

---

[2] Technical Assistance Research Programs Institute (Tarp), *Consumer Complaint Handling in America: an Update Study*, part II (Washington, D.C.: Tarp e U.S. Office of Consumer Affairs, 1986).

ORGANIZAÇÃO DE UMA EMPRESA DE BELEZA

tar o cliente de modo respeitoso e adequado, talvez seja preciso lembrar que custa cinco vezes mais conquistar um novo cliente do que manter um cliente que já se fidelizou.

O negócio do ponto de vista do cliente

Muitas empresas deixam de ter sucesso (ou têm sucesso aquém daquele que poderiam obter) porque seus dirigentes não conseguem visualizar com clareza o que estão efetivamente comercializando. Eles confundem o que produzem com o que o cliente compra, ocasionando o que chamamos "miopia de *marketing*".

Uma das principais decisões de *marketing* é entender em qual negócio efetivamente estamos. Raros são os empresários que conseguem responder a essa questão de modo rápido e correto. Provavelmente, confundirão qual é o negócio com o ramo de atuação.

Definir em qual negócio estamos é difícil, pois exige reflexão. Negócio significa entender qual é o benefício que o cliente está esperando daquele produto ou serviço.

Certo dia, um repórter perguntou ao presidente da Rolex se ele não ficava preocupado com a concorrência dos relógios japoneses, a quartzo, que eram muito baratos. O presidente da Rolex respondeu: "Não, eu não vendo relógios!" O que está por trás dessa resposta é o fato de ele saber em qual negócio a sua empresa realmente estava. A Rolex não está no negócio de relógios, mas de "*status*". Para quem compra um Rolex, a última coisa em que está interessado é saber que horas são, até porque ele a verá com precisão no seu aparelho celular. Essa pessoa quer demonstrar poder, riqueza e *status*.

Mas como isso funciona numa empresa de beleza? A resposta vem de Charles Revson (1906-1975), o criador da Revlon e um dos mais bem-sucedidos empresários desse setor. Revson disse: "Lá na fábrica eu produzo cosméticos, no entanto, em nossas lojas, as clientes estão comprando, de fato, esperança... esperança de ficarem bonitas!". Por isso, a Natura diz que está no negócio de "Promover o bem-estar", a Disney, "Alegrar as pessoas", o Club MED, "Proporcionar uma experiência de paraíso na Terra", e a Gol, "Aproximar pessoas".

Observe a diferença. Uma empresa pode dizer que seu negócio é fabricar bicicletas – se isso fosse fato, não teria por que haver diferença entre as bicicle-

102

MARKETING PARA A EMPRESA DE BELEZA

tas, todas poderiam ser iguais. Mas quando uma empresa define bicicleta, não como fim, mas como meio, perceba quanta diferença isso faz. Uma empresa pode dizer "estamos no negócio da forma física". A bicicleta é apenas o meio para o desejo final do cliente, que é estar em boa condição física. Essa definição pode gerar um sem-número de oportunidades diferentes para essa empresa; além de bicicletas, ela pode fabricar esteiras e diversos outros produtos que tenham como referência melhorar a forma física. Assim, o *design* do produto e da marca e a ambientação das lojas passam a ter como fim vender o conceito de forma física e não de "bicicleta". E como diria aquele antigo comercial de xampu: "Quanta diferença...".

Nas empresas de beleza, o que de fato o cliente deseja é melhorar sua aparência, rejuvenescer, mudar o visual. Isso pode se refletir em um desejo maior de qualidade de vida ou de busca de afetividade. Assim, se uma empresa promete beleza, é inconcebível que ela se mostre malcuidada, suja, mal decorada e, consequentemente, que seus funcionários tenham aparência desleixada. O conceito de beleza deve ser vendido não só do ponto de vista do resultado do trabalho, mas também de forma subliminar, por meio de todo o contexto da empresa.

Segmentação da clientela em grupos específicos

Atender às necessidades do cliente, antecipar-se a elas, buscando o encantamento, exige da empresa o conhecimento profundo dessa pessoa (o cliente) e de suas necessidades e desejos.

A estratégia que muitas empresas vencedoras adotam consiste no atendimento dirigido e diferenciado, o que leva ao conceito de segmentação, ou seja, em vez de atender à toda a população (o que exigiria uma enorme oferta de serviços e incontáveis referências de qualidade), seleciona-se um grupo específico e homogêneo de clientes a serem atendidos. Assim, facilita-se definir o nível de qualidade e de atendimento que será oferecido, identificar os meios e as formas de comunicação para atingir esse cliente, determinar a faixa de preço que ele está disposto a pagar e selecionar os serviços que serão executados. Por exemplo, em um restaurante que oferece centenas de pratos, certamente a possibilidade de erro é infinitamente maior do que naquele que oferece um cardápio menos variado. Assim, considerando seus benefícios, a segmentação de mercado não é uma tendência, é uma necessidade.

103

ORGANIZAÇÃO DE UMA EMPRESA DE BELEZA

Os critérios para segmentação podem ser: a localização geográfica (segmentação por rua, bairro, cidade, região, etc.); as características demográficas (segmentação por idade, sexo, estado civil, etc.); e as características socioeconômicas (renda, ocupação, educação, etc.), ou uma combinação entre elas.

Em suma, entre os benefícios da segmentação de mercado estão: a especialização; a identificação de necessidades para um atendimento eficiente; a facilidade de comunicação e de interação com o cliente e a consequente redução do investimento na divulgação; e, ainda, um posicionamento claro que possibilita a maior fidelização da clientela.

Avaliando segmentos de mercado

- Escolha um segmento de mercado, que pode ser classe social, idade, sexo, localização, etc.

- Tente identificar qual o tamanho desse segmento em número de pessoas na sua cidade ou região.

- Busque identificar se esse grupo tende a crescer, estabilizar-se ou diminuir num futuro próximo.

- Pesquise quantas são as empresas que atendem a esse segmento em sua cidade atualmente.

- Verifique se existe alguma característica sazonal nesse mercado. (As clínicas de estética, por exemplo, enfrentam aumento considerável no número de atendimentos no início do verão e das férias, por isso, devem se preparar financeiramente para enfrentar o escasso atendimento no restante do ano.)

- Tente identificar qual o grau de insatisfação com os ofertantes atuais que esse segmento de clientes tem. (Existe alguma necessidade que não está sendo suprida ou que está sendo medianamente atendida pelos concorrentes e que pode ser um fator de diferenciação que leve os clientes a optarem por outra empresa?)

Cadastro de clientes

Uma vez definido o segmento de mercado em que se vai atuar, é necessário obter informações desses clientes e armazená-las em um banco de dados. As opções para esse cadastro podem variar de uma simples planilha caseira, feita em Excel, a sofisticados *softwares* de CRM (*Customer Relationship Management* – gerenciamento de relacionamento com o cliente). Esse banco de dados permitirá conhecer melhor os clientes e ser mais eficaz nas propostas de oferta de serviços ou reconquistar clientes que, por alguma razão, deixaram de utilizar os serviços da empresa; trocar as informações cadastradas pelas de outras empresas da mesma região e utilizar esse novo cadastro para aumentar a base de possíveis clientes; realizar pesquisas sobre as expectativas dos clientes em relação ao atendimento ou a novos produtos e serviços; determinar a forma e os veículos de divulgação mais eficazes, etc.

É claro que de nada servirá se essa informação estiver desatualizada ou incorreta. Assim, dedique tempo e dinheiro para atualizar essa base de dados continuadamente. Pois ali se encontra a informação mais preciosa para você: o conhecimento sobre os seus clientes.

As bases de dados que podem ser criadas ou adquiridas são inúmeras, bem como a quantidade de informações que podem ser armazenadas. No entanto, as informações essenciais são nome, endereço, data de aniversário, sexo, ocupação profissional, interesses, entre outras. Podem-se acrescentar outras informações, como data da última visita, a frequência de atendimentos, o tipo de tratamento preferido, ficha de anamnese. Algumas empresas têm inclusive fotografado as(os) cliente(s) após o atendimento, arquivando essa informação no banco de dados com a intenção de recuperá-la rapidamente num futuro atendimento do cliente caso ele solicite o mesmo serviço.

Da mesma forma que essa base deve ser constantemente atualizada, ela pode e deve ser utilizada para uma série de atividades, por exemplo, para cumprimentar o cliente em seu aniversário, oferecer um desconto ou um serviço gratuito nessa data, ou ainda usar a mesma prática e fazer promoções específicas para cada grupo profissional (dia da secretária, dia do dentista, dia da psicóloga, dia do advogado, etc.), considerando a profissão dos clientes.

Esses exemplos podem parecer simples, e realmente são, mas são práticas importantes quando se deseja aumentar ou regularizar a demanda de serviços. Assim, eles se tornam uma importante ferramenta de vendas.

Não custa lembrar que se deve tomar muito cuidado para que a solicitação de informações não pareça uma invasão de privacidade; da mesma maneira, convém que o cadastramento seja feito de forma metódica, a fim de evitar que o cliente seja repetidas e inoportunas vezes interrogado se já fez seu cadastro.

> **Identificando informações importantes**
> - Quais são as informações que você gostaria de ter de seu cliente para atendê-lo melhor, fazer ofertas promocionais, evitar perdê-lo?
> - Qual seria o meio mais fácil e o melhor momento de obter essas informações?
> - Qual o melhor momento para atualizar essas informações?

O sistema de *marketing*

O sistema de *marketing* é composto de um conjunto de ferramentas que constituem os mais poderosos instrumentos que o empresário de beleza tem para construir ou impulsionar o seu empreendimento.

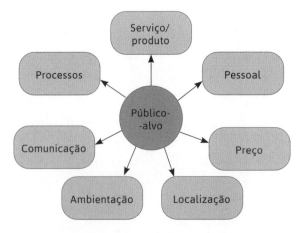

Figura 5.2. Sistema de *marketing* – ferramentas

As chances de sucesso de uma empresa de beleza são diretamente proporcionais à sua capacidade de conjugar todos os elementos do sistema de *marketing* de modo a criar uma identidade clara e uma lógica coordenada entre o serviço prestado, o preço cobrado, a localização, o ambiente, os profissionais e a comunicação.

Decisões de serviço/produto

As decisões de serviço/produto compreendem tudo aquilo que a empresa cria, desenvolve e comercializa visando satisfazer às necessidades de seus clientes.

Os serviços de beleza, como já vimos anteriormente, resultam sempre de um esforço, de uma *performance*; são intangíveis, pois o resultado final não pode ser tocado, mas apenas imaginado pelo cliente; não estão jamais sujeitos a uma produção uniforme, já que dependem das características do cliente, como pele, cabelo, forma de corpo e rosto; não podem, é claro, ser estocados nem protegidos por patentes, sendo facilmente copiados. Em virtude de tudo isso, o diferencial passa a ser uma "tecnologia", isto é, a capacidade profissional e a forma de atendimento, que torna a empresa conhecida e referenciada por sua marca.

Decisão de marca

É o nome da empresa, um ícone de reconhecimento que se fixa na memória do cliente e que, ao ser recordado, traz imediatamente a percepção de qualidade, idoneidade, qualidade, *status* e garantia associados a ela, ajudando o cliente a estabelecer sua opção de compra.

A marca não faz a venda, mas ajuda a vender quando distingue o produto e o situa na mente das pessoas. Por isso, formular um nome para a empresa talvez seja uma das tarefas mais difíceis.

Embora não haja regras para essa incumbência, a seguir estão alguns critérios que poderão ajudar:

- procure um nome de fácil compreensão – nomes muito complicados, de difícil pronúncia ou rebuscados podem dificultar sua memorização e a busca na internet;

ORGANIZAÇÃO DE UMA EMPRESA DE BELEZA

- tente associá-lo a uma característica ou benefício do serviço. Isso é sempre positivo;

- opte pela concisão (nomes curtos), positividade e poder de sugestão;

- evite nomes vinculados a alguma época específica (a não ser que isso seja feito de forma proposital); muitas pessoas dão o nome de uma novela de sucesso à empresa, e pouco tempo depois esse nome parecerá algo desgastado e ultrapassado; e

- tenha o cuidado de não associar a marca a produtos fracassados ou ser motivo de associações pejorativas.

No caso específico das empresas de beleza, poucas dão real importância à marca e optam por nomes simples, comuns e extremamente batidos como Status, Stylos ou coisas do gênero. Essa prática revela dois problemas:

- se o cliente procurar na internet esses nomes, receberá do buscador uma enorme quantidade de empresas com a mesma denominação e pode ser que ele descubra uma mais perto de sua residência ou que esteja fazendo alguma promoção e seja sensibilizado por ela;

- se essa empresa resolver crescer e transformar-se numa rede ou abrir franquias terá que buscar outro nome, pois esses nomes comuns estarão legalmente protegidos e não poderão ser utilizados.

Muitas empresas também costumam ter o nome de seus proprietários, acrescidos de um apóstrofo e um "s" – Berenice's, Sheila's, e assim por diante. Essa prática tem algumas implicações: primeiro, canalizará todo o atendimento para o dono – bom é o dono, não a empresa, e assim o proprietário terá seu tempo completamente tomado pelo atendimento de clientes; segundo, no momento em que o proprietário do negócio falecer, tende a morrer com ele o negócio; e terceiro, isso dificultará uma futura estratégia de crescimento em rede ou franquias, uma vez que terá que ser feito todo um trabalho de desconexão entre o dono e o negócio.

Além de todos esses cuidados, a marca tem de ser submetida a programação visual que lhe confira um *design*, isto é, uma composição de letras, sinais e cores que deve ser padronizada em todos os elementos da empresa, como *site*, fachada, cartões, impressos, de maneira que gere uma associação imediata na mente das pessoas ao vê-la.

Uma vez concebida, a marca precisa ser registrada, evitando-se que seja "roubada" ou copiada. Assim, uma vez escolhida, verifique se ela está disponível para registro. Faça uma consulta de disponibilidade em http://fapesp. org/ para *sites* na internet e http://www.inpi.gov.br/ para marcas.[3] Havendo disponibilidade, faça o registro para ter exclusividade do uso do nome de um serviço ou produto ou, ainda, do logotipo que o identifique.

Decisões de preço

Do ponto de vista do *marketing*, a decisão de preço é o valor que a pessoa se dispõe a pagar pela posse de determinado bem ou pela execução de determinado serviço, segundo sua escala de valores. Uma empresa pode definir o custo de um produto ou serviço, mas é o cliente quem determina seu real valor, bem como sua percepção de qualidade.

O preço pode ser definido de acordo com alguns critérios; na maioria das vezes o que o define é o valor de mercado. Essa é a chamada lei da oferta e da procura; portanto, quando determinados produtos ou serviços forem muito parecidos (sem diferenciação) e houver muitas pessoas os oferecendo, eles perdem valor, então seu preço será estabelecido pelo mercado, que dirá quanto quer pagar por ele.

Vender um produto ou prestar um serviço por um preço muito diferente do praticado pelo mercado exige justificativas que sejam compreendidas pelo cliente como agregadoras de valor e que justifiquem o pagamento de um preço diferenciado. A qualidade é uma característica que pode ajudar a diferenciar o serviço e agregar valor a ele. Serviços que incorporem matéria-prima selecionada, mão de obra e serviço especializados podem justificar um preço mais elevado.

Um dos aspectos que o *marketing* considera relevante em relação ao preço é a chamada "transferência de posse", ou seja, a facilidade de efetuar o pagamento. Muitas empresas ainda hoje, apesar de toda a disponibilidade de

---

[3] Acessos em 17-1-2018.

ORGANIZAÇÃO DE UMA EMPRESA DE BELEZA

tecnologia, resistem a adotar outras formas de pagamento que não seja em dinheiro. Para se ter uma ideia, 76% dos brasileiros têm no cartão de crédito sua forma preferencial de efetuar pagamentos; mesmo nas classes D e E, essa preferência já chega a 42%[4] e, em breve, esses cartões serão trocados por operações de pagamento no *smartphone*. Portanto, considere esses dados quando estiver definindo as modalidades de pagamento possíveis em sua empresa.

Avaliando o preço praticado pela concorrência

Selecione as empresas que atendem ao mesmo perfil de clientes que o seu em sua cidade.

- Qual o preço médio cobrado para cada serviço?
- Qual a justificativa utilizada por aquelas que cobram preços mais elevados?
- Como você poderá posicionar seu preço entre esses concorrentes?

Decisões de localização

O produto ou o serviço só tem utilidade se posicionado em seu mercado consumidor, o que torna a localização um dos lances mais decisivos para a empresa de beleza. Na escolha do local de instalação da empresa é importante analisar a proximidade dos clientes – pesquisas como a publicada em janeiro de 2018 pelo Serviço de Proteção ao Crédito (SPC Brasil) e pela Confederação Nacional de Dirigentes Lojistas (CNDL) em parceria com o Ibope[5] mostram que essa é uma das principais razões da escolha de serviços de beleza. O trânsito caótico e a dificuldade para estacionar, sobretudo em cidades grandes, tornam-se custos psicológicos altíssimos para manter a fidelidade dos clientes. E muitos deles têm trocado de fornecedor, preferindo locais próximos de suas residências ou do local de trabalho. Portanto, quando for escolher o ponto

---

[4] Dados extraídos da pesquisa *Relatório de pesquisa: uso do crédito*. Junho de 2013. Disponível em https://www.spcbrasil.org.br/uploads/st_imprensa/spc_brasil_analise_uso_do_credito_2013_final.pdf. Acesso em 21-2-2018.

[5] Disponível em http://site.cndl.org.br/52-dos-motoristas-ja-desistiram-de-alguma-compra-por-nao-ter-onde-estacionar-revela-pesquisa-sobre-mobilidade-urbana-do-spc-brasil-e-cndl/. Acesso em 21-2-2018.

para implantar seu negócio, observe: a vitalidade da área – se é uma região em crescimento ou decadente; quantidade de concorrentes na região e suas características; legislação – que às vezes impede a instalação de empresas em algumas zonas; e facilidade para estacionar o veículo. Um ditado norte-americano, cada vez mais verdadeiro também no Brasil é *"No parking, no business"* (sem estacionamento, não há negócio).

Escolha do ponto de acordo com o tipo de negócio

A escolha do ponto está intimamente ligada ao tipo de cliente que se objetiva atingir. Podemos dizer que existe um tipo de negócio chamado "conveniência": o cliente quer algo básico, barato, padronizado e rápido; nesse caso, a proximidade e a comodidade de compra são os aspectos mais relevantes. Esse tipo de negócio caracteriza-se por elevada frequência de clientes; atendimento rápido; preço baixo; pequeno raio de ação geográfica; serviços padronizados; *layout* simples, sem sofisticação. Nesse caso, ao procurar o ponto para funcionamento da empresa, dê importância a ruas com muito movimento, intenso fluxo de pessoas e veículos, alta densidade populacional, grande número de empresas nos arredores.

Outro tipo é o negócio de "comparação", em que os clientes pesquisam antes de comprar, avaliam e comparam preço, qualidade e atendimento, além de solicitarem recomendação das pessoas conhecidas. Se essa for a opção do empresário, deve-se oferecer um serviço altamente diferenciado, com profissionais suficientemente qualificados. Nessas circunstâncias, situar-se num lugar de muito movimento é secundário, pois o cliente vai se nortear, de fato, pela qualidade do serviço. O ideal, então, é localizar-se num bairro nobre, tranquilo e de fácil acesso. Esse tipo de negócio caracteriza-se por menos fluxo de clientes, atendimento personalizado, com hora marcada, preço elevado, alta qualificação dos profissionais, ambientação sofisticada.

Enquanto no primeiro caso a margem de lucro é pequena e determinada pela quantidade de atendimentos, no segundo, ela amplia-se por cliente atendido. No primeiro tipo de negócio, a divulgação é menos dispendiosa, uma vez que a comunicação se faz com as pessoas que moram ou trabalham nas imediações ou que por ali transitam. No segundo tipo, torna-se necessário que a comunicação atinja áreas mais distantes, o que exige investimento maior. Da

ORGANIZAÇÃO DE UMA EMPRESA DE BELEZA

mesma forma, o primeiro tipo, por requerer pouca sofisticação, exige investimento menor para ser instalado.

É importante enfatizar que atender bem, encantar o cliente e conquistar sua fidelidade independem do tipo de negócio que se decide empreender, seja ele de conveniência, seja de comparação.

Avaliando a intensidade da concorrência

Pesquise a região onde pretende instalar a empresa e verifique:

- Qual o número de concorrentes diretos nessa região?

- Quais tipos de negócio são comuns na região: conveniência ou comparação?

- O local escolhido para a instalação da empresa pode ser determinante para que clientes de outras empresas troquem de fornecedor?

Decisões de divulgação

Essa é a ferramenta do *marketing* cuja função é anunciar a oferta e pode ser utilizada de quatro formas, dependendo do objetivo. A mais conhecida é a propaganda (anúncio em televisão, rádio, jornal, revista, internet), cabe a ela a tarefa de manter contato com o cliente a fim de alterar ou ratificar seus hábitos de consumo. A propaganda reforça a marca e os benefícios de determinado produto ou apresenta um novo produto, estimulando o consumidor a fazer a troca.

Muitas vezes confunde-se propaganda com promoção de vendas. No entanto, a promoção de vendas é feita com o objetivo de alavancar resultados de vendas de forma rápida por meio da redução deliberada do preço de um produto ou serviço, da oferta de algo que estimule a aquisição imediata (liquidações, descontos, etc.). Assim, a primeira está mais orientada a criar uma imagem da empresa ou do produto na mente do consumidor, e a segunda, a realizar vendas.

Uma outra alternativa de comunicação é chamada relações públicas, e sua função é criar uma imagem positiva da empresa não só para os consumidores mas para a toda a comunidade, e para isso ela se utiliza de contato com a imprensa, patrocínio de eventos sociais, apoio a instituições assistenciais, entre outros, para criar a imagem reputacional da empresa.

Por fim, temos as vendas pessoais, que são uma apresentação direta do vendedor a clientes potenciais com o propósito de efetuar negócios.

As quatro alternativas apresentadas na figura a seguir são chamadas "composto promocional". Em conjunto, elas são utilizadas para construir a identidade de uma marca e posicioná-la na mente do consumidor, tornando-o um defensor da marca.

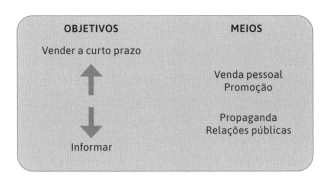

Figura 5.3. Composto promocional

No entanto, muitos empresários consideram que não é possível aplicar esse composto promocional, porque ele custa caro. Na verdade, a fragmentação dos meios de comunicação tornou a divulgação dos produtos muito acessível. Nos últimos anos, houve um *boom* de canais de comunicação tradicionais (rádios, canais de tv, revistas, etc.), além das inúmeras possibilidades advindas com a internet (Facebook, *sites*, *blogs*, etc.). Assim, todo ato de divulgação deve ser pensado como um investimento, e a análise do resultado enfocar sempre a relação custo/benefício. No caso de uma propaganda que teve um custo de R$ 1 milhão, mas que permitiu vendas da ordem de R$ 100 milhões, pode-se afirmar que essa ação teve custo baixo, pois acabou representando apenas 1% de investimento.

Não se deve acreditar que a comunicação seja mágica e resolva por si os problemas de venda de determinado produto ou serviço, mesmo que esses tenham pouca qualidade, estejam sendo oferecidos em local errado ou por profissionais sem qualificação. Nesse caso, a comunicação está fadada a funcionar, mas apenas uma primeira e única vez.

A construção de imagem na mente do cliente é um processo, por isso leva tempo. São muitas as variáveis que interferem no resultado e que devem ser

ORGANIZAÇÃO DE UMA EMPRESA DE BELEZA

somadas à necessidade de aprendizado do cliente, o que torna improcedente qualquer expectativa de resultado imediato. Podemos usar como analogia a figura de uma cebola: o mercado é formado de clientes, que, por sua vez, constituem suas diversas camadas. Na primeira dessas camadas, situam-se aqueles que necessitam urgentemente de determinado produto ou serviço, que sofrerão o impacto e darão resposta imediata ao anúncio. Na segunda, estão aqueles que não têm tanta necessidade, que precisam sofrer impacto diversas vezes para acreditar no que está sendo oferecido a eles e tomar uma atitude de compra, e assim por diante, uma camada após a outra.

Enfim, a comunicação constitui um investimento que poderá ser de alto, médio ou baixo riscos. Tudo depende da quantidade e da qualidade das informações de que o empresário dispõe sobre *marketing*, sobre seu negócio e, principalmente, sobre o cliente que deseja atingir.

O que é um bom anúncio

Como já vimos anteriormente, é importante perceber que existe um processo de aprendizagem do consumidor até que ele decida a compra de um produto ou um serviço. Desse modo, os critérios para avaliar uma peça de comunicação devem considerar os aspectos a seguir:

- atenção – a mensagem deve atrair, ser diferente, ser percebida;
- memorização – o cliente deve conseguir recordar a mensagem, ao menos sua essência;
- compreensão – a mensagem deve ser perfeitamente compreendida;
- verossimilhança – o receptor da mensagem deve crer naquilo que está sendo anunciado;
- convicção – a aceitação da mensagem e a opção pelo produto ou serviço apresentado.

Em negócios de beleza, todo material de divulgação produzido, seja um *e-mail* ou até um comercial para a TV, deve ser bonito, de bom gosto e ter qualidade, pois, afinal, o que está sendo vendido é a ideia de beleza.

114

Equívocos de comunicação das empresas de beleza

No complexo mas dinâmico processo de comunicação, qualquer mensagem pode ser aceita, rejeitada ou distorcida, e a razão disso são os chamados ruídos da comunicação. Isso em razão das profundas diferenças culturais que existem entre quem produz a mensagem de divulgação e quem a recebe.

Outra questão crítica é o nível de desatenção da pessoa que recebe a mensagem. É fato que somos bombardeados por milhares de anúncios, e geralmente estamos menos atentos à fonte da comunicação, assim, a mensagem é recebida de modo parcial ou é interpretada erroneamente.

Pode-se dizer que as pessoas têm canais encantados e canais obstruídos de comunicação. Chamamos "canais encantados" os assuntos que merecem a predileção da pessoa, isto é, aqueles de que ela gosta de falar. Os "canais obstruídos" são os assuntos que causam desconforto quando abordados. Em termos de comunicação e venda, agir sobre o canal encantado ou sobre o canal obstruído das pessoas opera grande diferença.

Um equívoco comum nas empresas de beleza é dar mais atenção ao problema do que à solução. Essas empresas destacam mais a "celulite, gordura localizada, estrias, obesidade" em seu material de comunicação do que as soluções que oferecem. Aqueles que têm esses problemas não gostam de ser lembrados deles e, menos ainda, de ver esses problemas expostos dessa maneira; às vezes, essa pessoa sequer admite que esses problemas existam. Portanto, essa abordagem deve ser substituída por outra do tipo "corpo belo, escultural, sedutor", que atue no desejo do cliente, no canal encantado.

Como disse Claude Hopkins,[6] um dos pioneiros na área de propaganda, em 1923:

> mostre o lado alegre, feliz e atrativo, não o escuro e pouco convidativo das coisas. Mostre beleza, não desgraciosidade, saúde, não doença. Não mostre as rugas que você se propõe a eliminar, mas a face como deve aparecer. Seus clientes sabem tudo a respeito de rugas.

---

[6]   Claude Hopkins, *A ciência da propaganda* (São Paulo: Cultrix, 1987), p. 113.

ORGANIZAÇÃO DE UMA EMPRESA DE BELEZA

O uso de termos técnicos – que falam de características, não de benefícios – constitui outro problema. Na propaganda, é muito comum também o emprego de termos técnicos – eletrolifting, eletrocoagulação – que acabam nada significando para o leigo e prejudicam a interpretação da mensagem, que, uma vez não compreendida, deixa de produzir os resultados esperados. Ao utilizar termos técnicos, deve-se complementar a mensagem, esclarecendo, em uma linguagem simples, que benefício traz cada tratamento.

Os meios de comunicação

São os canais utilizados para levar a mensagem aos nossos clientes; eles devem ser escolhidos considerando-se a qualificação de sua audiência.

- Televisão – No contexto da mídia tradicional é considerado o sistema de maior eficiência e alcance, já que atinge as pessoas por meio de dois dos mais importantes sentidos: a visão e a audição. A fim de maximizar a verba destinada à televisão, a produção da mensagem deve ter como base uma ideia simples e de fácil execução. Seu alto custo absoluto representa uma desvantagem, que demanda bastante cuidado com a escolha de audiência: convém anunciar em programas certeiramente dirigidos ao público-alvo, selecionando bem a abrangência geográfica e determinando o número adequado de inserções.

Em razão de seu alto custo, a veiculação de propaganda relacionada a empresas de beleza em televisão para alguns pode parecer inconcebível; no entanto, é bom lembrar que, com a disseminação de emissoras locais e regionais, abre-se a possibilidade de consegui-la em excelentes condições financeiras.

- Rádio – Veículo eficiente e de baixo custo, o rádio atua na imaginação dos ouvintes, que podem sintonizá-lo e executar ao mesmo tempo qualquer outra tarefa. Mas, justamente por não requerer atenção exclusiva, os anúncios radiofônicos têm de ser veiculados maior número de vezes para produzirem o resultado esperado. Quanto à mensagem, deve ser sucinta e conter um só número de telefone, de fácil memorização.

- Revista – Apresenta como principal vantagem a vida útil do anúncio e a possibilidade de atingir mais de um leitor, já que em média elas são vistas por quatro pessoas. Na montagem do anúncio, é sempre conveniente lembrar que, quanto maior o número de cores, mais elevado será o preço publicitário; além disso, a preferência deve incidir sobre as páginas ímpares, que proporcionam melhor exposição, assim como o rodapé da página.

- Jornal – Desfruta de grande credibilidade e atinge o leitor logo pela manhã, quando está mais predisposto a prestar atenção e a absorver mensagens comerciais. Em contrapartida, tem curta vida útil e alcance local. Para destacar o anúncio na página do jornal, recomenda-se o uso de contraste, tarja ou moldura que o diferencie dos demais anúncios.

A veiculação deve mirar as seções que gozam da preferência do público-alvo, obedecer a certa frequência e considerar o preço e a adequação dos diversos cadernos.

- *Outdoor* – Meio de comunicação de forte impacto visual, situado em zonas de tráfego, que, por isso mesmo, para ser lido pelas pessoas em movimento deve ter mensagens curtas. As pesquisas recomendam no máximo sete palavras e mostram ainda que, num período de sete dias, 80% do público que passa por aquele local observa a mensagem, o que torna desnecessária sua manutenção por tempo mais longo.[7] Em algumas cidades os *outdoors* estão proibidos, em outras, foram substituídos por painéis eletrônicos que têm grande visibilidade e estão em locais de muito movimento.

- Mala direta (folheto) – Sistema que consiste em remeter aos clientes, ou possíveis clientes, mensagens pelo correio.

Conhecendo os hábitos de mídia dos clientes

- Pesquise os hábitos de mídia dos clientes, procurando descobrir, que rádio ouvem, que programas assistem, quais as revistas e jornais que leem.

- Pesquise junto aos veículos de comunicação de sua cidade qual o perfil do público atingido por cada um deles.

---

[7] William F Arens *et al.*, *Propaganda* (Porto Alegre: AMGH, 2013).

Marketing digital

Marketing digital, esse foi o nome dado para a comunicação *on-line* e que dispõe de uma série de alternativas de comunicação como *marketing* de conteúdo, *marketing* nas mídias sociais, publicidade *on-line*, *e-mail marketing*, etc. Esse assunto é extenso, de modo que não será possível tratar dele detalhadamente aqui. No entanto, dada a importância que o tema adquiriu, não é possível deixar de ser considerado por empresas de qualquer setor e porte, incluindo as empresas de beleza. Portanto, abordar alguns conceitos principais.

A internet proporcionou às pessoas enorme facilidade e agilidade para pesquisas, busca de informações, formação profissional, contato com outras pessoas, entre outras coisas. Em relação às compras, pesquisas mostram que pelo menos metade das pessoas usam os buscadores (Google, Bing, Yahoo, entre outros) para pesquisar opções de compra de produtos e serviços. Portanto, ter um *site* na internet não é um luxo, mas sim uma poderosa ferramenta de divulgação e de vendas. Em relação ao *site*, considere que ele será a "cara" da empresa na rede. Ao ser acessado por pessoas que não conhecem a empresa, o *site* fornecerá a impressão imediata de empreendimento. A pessoa fará o julgamento do tipo e da qualidade dos serviços e dos profissionais que ali trabalham. Será a primeira impressão de seu negócio! Além disso, as pessoas querem rapidez: os internautas não costumam esperar mais de dez segundos para que a página principal de um *site* se forme em sua tela.

Considerando tudo isso, aqui vão alguns cuidados que se deve ter em relação ao *site* de seu negócio:

- Coloque informação do interesse do seu cliente e mantenha esse conteúdo atualizado. Conteúdo velho dá a impressão de que a empresa parou no tempo.

- Muito cuidado também com a correção ortográfica desse conteúdo.

- A página deve ser visualmente agradável. Lembre-se de que, implicitamente, está vendendo o conceito de beleza; portanto, cuidado para não criar *sites* rebuscados, carregados de texto, imagens, vídeos, que demoram muito para ser carregados e levam o internauta a abandonar o *site*. Só coloque as imagens se tiver a certeza de que elas são relevantes. Dê preferência à qualidade em vez da quantidade.

MARKETING PARA A EMPRESA DE BELEZA

- Dedique algum tempo para identificar as palavras-chave que as pessoas procurariam na internet e que possam levá-las ao seu *site*. Facilite o contato. Considere que, muitas vezes, o cliente usa a internet exclusivamente para buscar o telefone da sua empresa, então, não esconda seu telefone, *e-mail* e endereço, deixe essas informações visíveis e de fácil acesso.

- Se o seu *site* tem uma aba "Fale conosco", não deixe de consultar seus *e-mails* regularmente. Não existe falta de consideração maior do que criar canais de comunicação para os clientes se comunicarem com a empresa e eles não terem o retorno imediato de suas solicitações.

- É importante também ter no *site* um formulário de coleta de dados do cliente. Pode-se fazer alguma promoção mensal solicitando que o cliente preencha um formulário com seus dados no *site* e assim se adquire cadastro de clientes para o envio de promoções futuras.

Outra alternativa do *marketing* digital é o *marketing* de conteúdo. Antigamente se escrevia um texto que era enviado a jornais e revistas, na tentativa de que ele fosse publicado. *Marketing* de conteúdo é isso em versão ampliada para a internet. É a criação de conteúdo de interesse do público, que pode ser um artigo sobre beleza, um vídeo mostrando a utilização de algum produto ou execução de um serviço, um áudio, etc. que são postados (disponibilizados) em portais, *sites*, *blogs*, no YouTube, entre outros. Essa é uma ferramenta com característica de promoção pessoal do profissional. Assim, fale, escreva, mostre-se para o seu público-alvo. Se optar por fazer um *blog* para postar esses conteúdos, concentre-se em assuntos que o seu público-alvo gostaria de conhecer e mantenha a periodicidade das publicações para acostumar o público-alvo a acompanhá-lo nas postagens.

Marketing social ou de relacionamento são os canais de relacionamento na internet (Twitter, Facebook, YouTube, Linkedin, etc.), que permitem a interação, a participação e a troca de informação entre os usuários. Esses são serviços disponíveis para pessoas que compartilham os mesmos interesses, experiências ou que já formam um grupo que tem alguma conexão na vida real. O grande benefício é a possibilidade de gerar mídia espontânea, quando um conteúdo criado e postado na rede é compartilhado, atingindo um grande número de pessoas.

Entre as recomendações do bom uso de ferramentas de *marketing* social estão:

- tenha uma página da empresa nesses canais;

- conecte-se com grupos de interesse e se relacione com essas comunidades para ampliar o alcance de sua página;

- convide seus amigos para conhecer a página e propagá-la por meio da opção "curtir";

- envie um *e-mail* às pessoas que você conhece convidando-as para conhecer sua página.

No endereço https://pt-br.facebook.com/business/overview[8] há o detalhamento de como usar as ferramentas do Facebook para empresas.

O *e-mail marketing* é a evolução da mala direta, com a vantagem da agilidade e do baixíssimo (ou nenhum) custo de envio. Ele serve para encaminhar ao seu cadastro de *e-mail* de clientes ou *prospects*, fazer promoções, lançamento de produtos, serviços, entre outros. Ao usar *e-mail marketing*, comece escrevendo um título bem atraente, que inspire a pessoa a abrir o seu *e-mail*. Seja pessoal, escreva como se o *e-mail* fosse para uma única pessoa e, se possível (existem ferramentas para isso), personalize o texto com o nome da pessoa que irá recebê-lo. Em geral, as pessoas são muito ocupadas e recebem muitos *e-mails* diariamente, portanto, escreva um texto curto e gentil, e insira um *link* no corpo do *e-mail* convidando a pessoa a acessar o seu *site*. Não abuse da quantidade de *e-mails* enviados para a mesma pessoa, sob pena de ser classificado como *spam* e seu *e-mail* cair diretamente na pasta de lixo eletrônico. Como a ética do *marketing* direto recomenda, tenha sempre no final do texto uma opção para as pessoas que não queiram mais receber seus *e-mails*.

O WhatsApp Messenger é uma forma simples e fácil de troca de mensagens que se tornou febre mundial. O programa seleciona os contatos da agenda telefônica verificando quais possuem o aplicativo instalado e disponibiliza para a troca instantânea de mensagens de texto, vídeos, fotos e áudios. O principal benefício sobre o SMS é o fato de ser mais prático e econômico, pois, como o envio de mensagens é feito pela internet, não há custo adicional. Assim, para usá-lo como ferramenta de comunicação ou de venda, basta criar um grupo

---

[8] Acesso em 16-1-2018.

MARKETING PARA A EMPRESA DE BELEZA

de contato e usá-lo para enviar notícias, promoções, etc. No entanto, além de promover produtos e serviços, pode ser também um importante canal de atendimento e de interação com o cliente, possibilitando o atendimento a qualquer hora e com mais conveniência para o consumidor.

A publicidade *on-line* é publicidade veiculada na internet. É a forma de comprar espaço e, consequentemente, fazer sua mensagem aparecer em portais, *sites*, *blogs*, mídias sociais e buscadores. O benefício que a publicidade *on-line* oferece sobre a publicidade tradicional é que pode ser comprada por "impressão" (nesse caso, cada vez que uma pessoa acessa uma página e vê o seu anúncio é contada uma impressão e você paga pelo total de acessos) ou por "clique" (o cliente só paga se o internauta, ao ver um anúncio na internet, clicar sobre ele e ser direcionado ao *site*) e assim só é paga a audiência efetiva, ou até o limite do valor comprado. O Google, por exemplo, é uma das empresas que apresentam um sem-número de opções para a publicidade *on-line*, basta buscar essa informação no *site* da empresa.

> ### Aprendendo a se comunicar na internet
>
> - Selecione alguns *sites* de empresas de beleza de sucesso e observe: O *site* é atraente? Está atualizado? É fácil obter as informações que você deseja? O que faria você voltar a acessar esse *site*? Que mudanças você proporia para esse *site* ficar mais do seu agrado?
>
> - Observe os *e-mails* empresariais que recebe todos os dias, identifique algum que o estimulou a lê-lo por inteiro e respondê-lo. Tente identificar quais estratégias a empresa usou para chamar a sua atenção e como o texto e a abordagem de venda foram construídos.

O uso dos instrumentos de divulgação em empresas de beleza

Eis a seguir alguns procedimentos básicos envolvendo instrumentos de divulgação de amplo uso no lançamento e na fase de expansão de uma empresa de beleza.

- Pré-lançamento – Consiste em preparar comunicados e enviá-los à imprensa, divulgando a implantação do negócio, os serviços oferecidos, a

ORGANIZAÇÃO DE UMA EMPRESA DE BELEZA

data de inauguração, a filosofia do negócio. Isso implica em pequeno investimento financeiro na preparação e envio de material para a imprensa. Em geral, os veículos de comunicação costumam se mostrar sensíveis ao lançamento de produtos e negócios, destinando-lhes muitas vezes um bom espaço de divulgação gratuita.

- Lançamento – Cabe aqui organizar um coquetel destinado a amigos, futuros clientes, imprensa e demais convidados. Esse período é vital para o arranque do negócio. Por isso, diversos recursos devem ser utilizados simultaneamente, como anúncio no jornal do bairro, folhetos distribuídos em pontos estratégicos em geral e principalmente em pontos comerciais, além de um cartão promocional que conceda desconto para um dos serviços da empresa para gerar experimentação.

- Crescimento – Ao período de lançamento segue-se o de expansão, com a chegada de novos clientes; convém nessa fase manter ações simultâneas de divulgação, pois muitos desses clientes estarão apenas testando a empresa e poderão não retornar.

- Maturidade – É possível reduzir o número das ações de divulgação, mas jamais extingui-las, pois sempre há necessidade de se cultivar a comunicação com o cliente e manter a imagem da empresa viva.

Muitas empresas concentram suas ações de comunicação somente no momento de abertura da empresa, apostando suas fichas só na conquista de clientes e não na sua fidelização. Não podemos nos esquecer de que o mercado é dinâmico e o tempo todo surgem novas empresas dispostas a "roubar" clientes das empresas existentes, da mesma forma que uma parte da clientela vai conhecer e testar outros prestadores de serviço. Assim, além de investir na manutenção dos clientes atuais, é necessário conquistar novos, para que a empresa cresça, ou no mínimo mantenha a sua receita estável. Para fazer isso, seguem algumas sugestões:

- Firmar convênios com empresas do bairro, como academias, escolas, etc. oferecendo descontos nos serviços aos clientes por elas indicados.

- Realizar promoções conjuntas com lojas de roupas ou desfiles de moda que mostrem, também, diversos penteados e cortes diferentes.

MARKETING PARA A EMPRESA DE BELEZA

- Enviar matérias e notícias a jornais do bairro ou a outros veículos de divulgação, acerca de tendências na área de beleza.

- Participar de programas de rádio e televisão.

- Contatar imobiliárias solicitando nomes e endereços de novos moradores da região e enviar a estes os folhetos ou convites para uma visita à empresa.

- Negociar com empresas já estabelecidas no bairro a utilização de seus cadastros de clientes, tendo em vista montar um sistema de mala direta ou *e-mail marketing*.

- Alugar das editoras de revistas o cadastro dos leitores assinantes que residam no bairro.

- Negociar com os jornais o encarte de folhetos nos exemplares dos assinantes do bairro.

- Solicitar aos clientes a indicação de nomes e *e-mails* de amigos, parentes ou conhecidos para incluí-los no cadastro, e enviar a eles um convite, com desconto, para desfrutarem dos serviços da empresa.

- Conceder aos clientes uma espécie de cartão preferencial que lhes propicie algumas vantagens em caso de compras regulares.

- Promover demonstrações dos serviços prestados em outros estabelecimentos do bairro, como por exemplo, em academias de ginástica.

- Ter um *site* ou uma página nas chamadas mídias sociais para estabelecer contato e relacionamento.

- Enviar aos moradores do bairro correspondências sugerindo um tratamento de beleza como presente de dia dos namorados, dia das mães, de aniversário, etc.

Decisões de ambientação

Trata-se do cenário preparado para receber a clientela. Adquire fundamental importância na seleção dos clientes que se deseja atingir, por isso mesmo deve identificar-se com eles, e com suas expectativas.

ORGANIZAÇÃO DE UMA EMPRESA DE BELEZA

A ambientação importa como um todo: decoração, cores, climatização, sonorização, tudo deve estar composto de forma harmoniosa, de maneira que o cliente se sinta satisfeito; o *layout* (arranjo de móveis e equipamentos) precisa favorecer o movimento das pessoas, facilitar a atuação do profissional, sem ocasionar longos deslocamentos e conservar à mão os materiais necessários.

Assim, alguns serviços exigem maior ou menor privacidade do cliente; no entanto, em todos os casos, o *layout* adequado deve considerar: a eliminação das atividades desnecessárias; a combinação de atividades essenciais (proximidade de tarefas necessárias à execução de um serviço); uma sequência lógica das atividades complementares e a eficiência e rapidez no atendimento.

Nesse ponto, reitere-se o compromisso com a aparência externa do estabelecimento: uma empresa de beleza deve manter-se bonita, bem conservada, pintada e limpa.

A psicologia das cores

Além de constituírem um elemento estético, as cores provocam sensações e estímulos, identificam, comunicam, afetam a produtividade e a sensação de bem-estar. Na psicologia de um indivíduo, a cada cor associam-se determinadas reações; assim, a escolha das cores vincula-se à personalidade e ao gosto de cada um. Em ambientes públicos ou coletivos, a cor precisa ser modulada em harmonia com a finalidade de uso do local. A seguir, apresentamos alguns matizes e os estímulos que provocam de acordo com um trabalho preparado pela empresa Fademac.

Quadro 5.1. A cor certa para cada ambiente

Cor	Sugere	Efeito no ambiente	Indicações
Bege	Suavidade	Amplia o ambiente e deixa sobressair elementos de decoração.	Qualquer tipo de ambiente que pede neutralidade no piso.
Castor	Seriedade	Reduz o ambiente tornando-o discreto e sóbrio.	Ambientes mais clássicos que pedem piso mais neutro.
Bronze	Vibração	Discreta vibração, neutralidade personalizada.	Ambientes amplos ou comerciais.

(cont.)

Cor	Sugere	Efeito no ambiente	Indicações
Cobre	Ação	Ilumina o ambiente, criando clima que estimula o movimento.	Ambientes de grande tráfego ou outros que pedem mais luminosidade.
Marrom	Concentração	Reduz o ambiente, destacando objetos da decoração.	Ambientes amplos. Não é recomendado para espaços muito reduzidos.
Verde-musgo	Interiorização	Salienta o ambiente e oferece mais aconchego e requinte.	Ambientes amplos, espaçosos, que pedem redução de luminosidade.
Verde-campo	Serenidade	Ilumina o ambiente e cria um clima de calma.	Ambientes residenciais, de repouso, joviais.
Blue ciel	Tranquilidade	Amplia o espaço e dá sensação de paz e frescor. Acalma.	Ambientes pequenos e médios, joviais, de repouso ou lazer.
Azul royal	Intimidade	Reduz e salienta o espaço.	Ambientes amplos e mais sofisticados.
Bordô	Atividade	Realça o piso, criando um ambiente mais quente.	Ambientes amplos, nobres.
Vermelho	Excitação	Amplia o ambiente, estimulando ação e movimento.	Ambientes médios ou amplos utilizados para atividades de lazer.
Cinza	Neutralidade	Ilumina o espaço, sem competir com outros objetos da decoração.	Qualquer tipo de ambiente, residencial ou comercial.
Grafite	Neutralidade	Reduz o ambiente, absorve a luminosidade.	Qualquer tipo de ambiente, pequeno, médio ou de grande circulação.
Preto	Interiorização	Reduz o espaço e absorve todas as radiações.	Ambientes amplos ou especiais.

Layout e decoração

Assim como outros aspectos abordados no planejamento de *marketing* para uma empresa de beleza, o *layout* e a decoração de uma edificação revelam-se fatores de grande importância na concepção de um empreendimento que vise a interação de suas diversas variáveis com harmonia e eficiência. Desse modo, a elaboração do *layout* vai ter de considerar:

- o perfil do cliente, satisfazendo suas necessidades e seus anseios por meio da decoração;
- a ambientação funcional mais apropriada ao espaço disponível;
- o perfil do estabelecimento, utilizando materiais de revestimento e estilos arquitetônicos diversos a fim de sintonizá-los com a decoração.

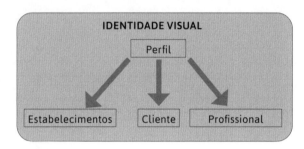

Figura 5.4. Identidade visual

Opções de *layout*

A seguir apresentamos algumas opções de *layout* para empresas de beleza, com ênfase na diferenciação quanto ao perfil do estabelecimento e na adequação à metragem dos ambientes.

- Edificação com dois pavimentos (aproveitamento do pavimento térreo)
    - ✓ Áreas de atuação – pode-se aqui examinar a distribuição das diferentes áreas de atuação com base no pavimento térreo de uma edificação, focalizando o atendimento nas seções de cabelo, manicure e depilação.
    - ✓ Definição do *layout* a partir das áreas de atuação – na planta de *layout* a seguir, observa-se uma só bancada atendendo a duas cadeiras, o que significa o melhor aproveitamento do espaço. Na área destinada à depilação, a disposição da maca permite que o profissional circule ao seu redor, dinamizando sua atuação.

MARKETING PARA A EMPRESA DE BELEZA

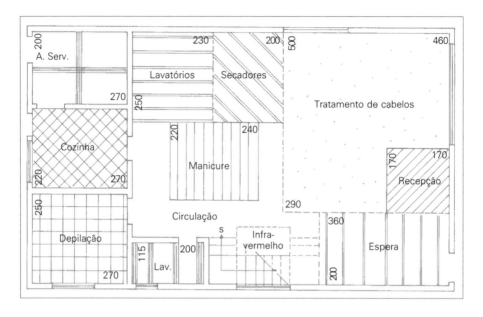

Figura 5.5. Layout

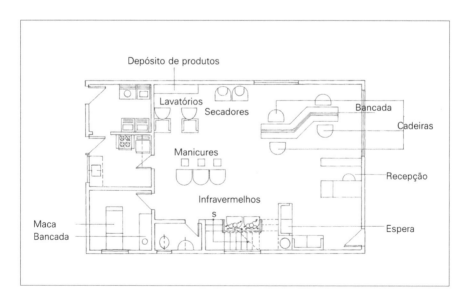

Figura 5.6. Layout

127

- Sala comercial. Esta opção mostra o aproveitamento de uma sala comercial para a implantação de um salão de beleza que oferece os serviços de cabeleireiro e manicure. Examine-se aqui a funcionalidade do ambiente, que conjuga as áreas de recepção, espera, tratamento de cabelo, lavatório, secadores, manicure e também uma área de serviço disponível para estoque de material. Na área de tratamento de cabelo, veja-se a disposição das duas cadeiras de maneira que dois profissionais possam trabalhar, simultaneamente, com os instrumentos necessários colocados numa bancada contínua e num único carrinho de apoio.

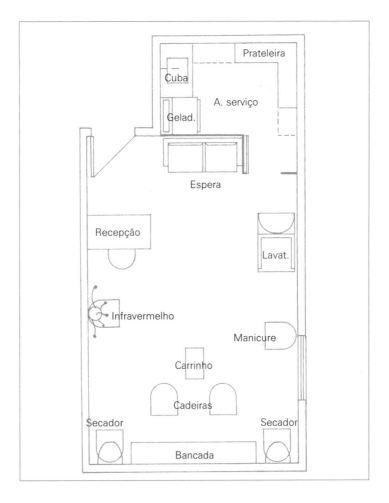

Figura 5.7. *Layout*

- Edificação térrea
  - ✓ Áreas de atuação – esta terceira opção destina-se a suprir as necessidades de um salão de beleza que trabalha com os serviços de cabelo, depilação e estética implantado numa edificação térrea. O *layout* prevê áreas de estacionamento para clientes, recepção, espera, secadores, *closet*, lavabo, tratamento de cabelo, depilação, estética, cozinha e ainda uma área privativa de funcionários acessada por uma circulação lateral.

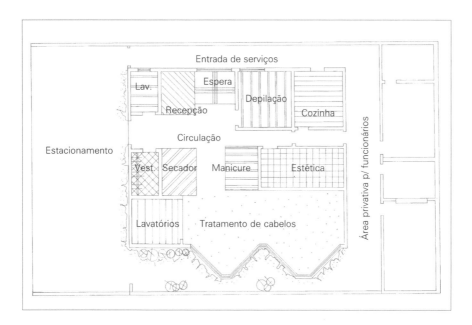

Figura 5.8. *Layout*

  - ✓ Definição do *layout* a partir das áreas de atuação – este projeto pressupõe a disposição de duas macas de atendimento nas áreas de depilação e estética, separadas por divisórias, que zelam pela privacidade de cada cliente. A área de espera ocupa uma localização centralizada, garantindo fácil acesso a todas as salas e, portanto, maior agilidade no atendimento, desde a chegada do cliente até a efetivação dos serviços.

ORGANIZAÇÃO DE UMA EMPRESA DE BELEZA

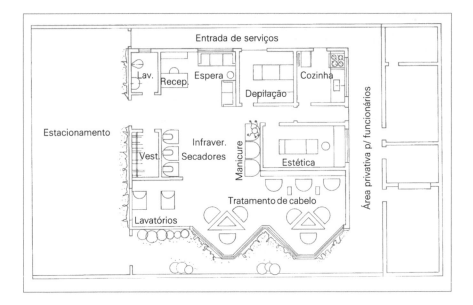

Figura 5.9. *Layout*

Observe neste detalhe da área de tratamento de cabelo que a instalação de nove cadeiras de atendimento gera uma maximização do aproveitamento espacial, já que seis delas estão localizadas de frente a bancadas dispostas triangularmente. A localização das demais cadeiras amolda-se à arquitetura do ambiente, proporcionando ainda uma livre circulação entre elas.

- Clínica de estética. Esta última opção de *layout* projeta a disposição do mobiliário necessário a uma cabine de estética que abriga áreas de consulta, atendimento e armazenamento de produtos e equipamentos em local apropriado. Assegura-se ainda a liberdade de circulação do profissional em torno da maca, possibilitando a utilização da cabine para atendimento nas áreas facial e corporal.

MARKETING PARA A EMPRESA DE BELEZA

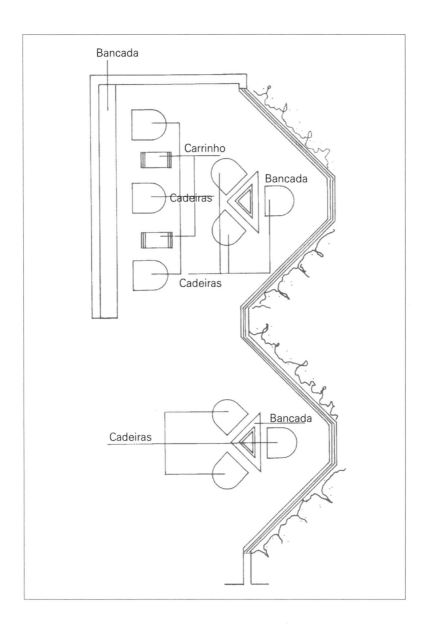

Figura 5.10. *Layout*

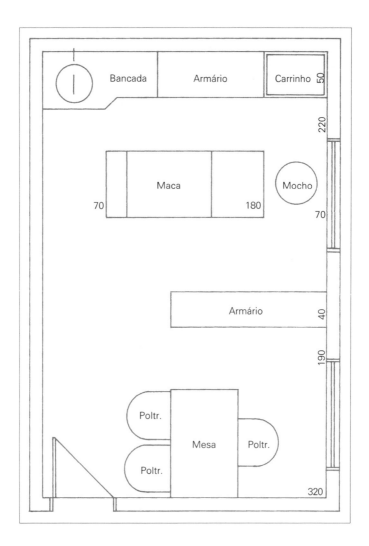

Figura 5.11. *Layout*

Ressaltamos que as opções de *layout* aqui sugeridas são propostas destinadas a ambientes fictícios, enfatizando a funcionalidade e a adequação do mobiliário necessário à prática das atividades ao espaço disponível em cada caso. Para que essa finalidade seja atendida, é necessário que se tenha um enfoque diferenciado para cada edificação, propondo-se estudos de *layout* que tenham adequação a ambientes distintos.

Pessoal

Os valores humanos são os mais importantes em qualquer empresa, pois são eles que administram ou operam os demais recursos existentes. Numa empresa de serviços, caso das empresas de beleza, o valor humano merece uma consideração ainda maior, pois o resultado final de cada trabalho é produto da *performance* de quem o realizou. Ao contrário da máquina, que reage igualmente aos mais diferentes comandos, o elemento humano reage levado por suas motivações, por sua personalidade e, ainda, por seu estado de espírito.

As ações humanas são todas motivadas. Um dos fatores que levam alguém a enfrentar a rotina de acordar cedo, tomar várias conduções para chegar ao trabalho e aturar pacientemente um chefe maçante pode ser o salário que será recebido no final do mês e que servirá para satisfazer necessidades de alimentação e moradia. Abraham Maslow[9] identificou cinco necessidades humanas básicas: fisiológicas, de segurança, sociais, de *status* e de autorrealização. À medida que uma necessidade é satisfeita, outra surge em seu lugar, com pleno vigor. A identificação da necessidade que aflora em um funcionário permite oferecer-lhe recompensas que o motivem a ações propícias à empresa.

O empresário da área de beleza deve dedicar bastante tempo ao relacionamento com os funcionários e à determinação de estratégias de médio e longo prazo. Seu grande desafio, em relação aos funcionários, é criar um ambiente sadio, no qual existam laços de amizade e de confiança entre as pessoas, construindo assim uma equipe com unidade de pensamento, apta a praticar o que chamamos *marketing* integrado. Alguns princípios quanto à administração de pessoal são:

- tratar a todos como pessoas integrais;
- não subestimar a inteligência e o vigor das pessoas;
- valorizar o trabalho de cada um (não é só a recompensa material que motiva, a psicológica também tem grande importância);
- adicionar à justiça a aparência de justiça (expor à pessoa e ao grupo a razão pela qual se está promovendo ou recompensando);

---

[9] Abraham Maslow (1908-1970), psicólogo norte-americano, autor da teoria da hierarquia das necessidades humanas, conhecida como Hierarquia de necessidades de Maslow.

ORGANIZAÇÃO DE UMA EMPRESA DE BELEZA

- fornecer aos funcionários as informações relevantes, evitando dessa forma o surgimento de boatos;

- disseminar os objetivos, a missão e os valores da empresa.

Processos

Significa entender todos os passos necessários à execução de determinada atividade. Quando entendemos o processo ou a regularidade de ações para realizá-las, é possível diagnosticar os pontos que podem ser melhorados e aperfeiçoados e, assim, obter bons resultados do ponto de vista de otimização do tempo, eficácia, satisfação do cliente e mesmo melhoria de resultados financeiros através da economia de recursos.

Podemos começar a melhorar os processos com base no mapeamento do ciclo de serviços, que nada mais é do que apontar todas as atividades essenciais à execução de um serviço ou, mais propriamente, identificar aqueles momentos nos quais os clientes têm uma experiência que ajuda a formar uma impressão da empresa. Esses momentos são chamados "momentos de verdade". Por exemplo, ao tentar fazer uma viagem de fim de semana, o ciclo de serviços seria mais ou menos assim:

1. o cliente busca informações sobre um hotel na internet;

2. o cliente liga para o hotel para verificar a disponibilidade e fazer a reserva;

3. o cliente faz a reserva;

4. o cliente chega ao hotel;

5. o cliente preenche a ficha de entrada;

6. o cliente vai até o quarto designado;

7. o cliente vai ao restaurante tomar o café da manhã;

8. o cliente pede para encerrar a conta;

9. o cliente faz o pagamento.

Todos os momentos descritos anteriormente são momentos de verdade. São situações em que o cliente forma uma imagem da empresa. Imagine que, nesse exemplo, o cliente encontre o *site* desatualizado; ao ligar para a pousada ninguém atenda o telefone; e, relevando tudo isso, ele faça a reserva e, ao chegar, o quarto ainda não esteja arrumado. Qual é a impressão que ele terá dessa experiência?

Esses momentos de verdade podem fazer que uma experiência de serviço seja memorável ou desastrosa (no exemplo no parágrafo acima, certamente, desastrosa!). Em ambos os casos, é bem provável que essa experiência seja relatada nas redes sociais, especialmente as desastrosas, e nenhum empresário quer isso.

Mapear o ciclo de serviços nada mais é do que identificar esses momentos e, ao fazê-lo, procurar aprimorá-los, a ponto de tornar a experiência do cliente, se não memorável, ao menos agradável.

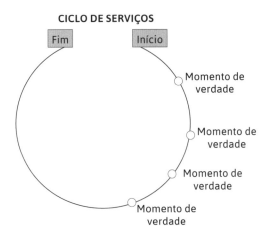

Figura 5.12. Ciclo de serviços

Após o mapeamento dos momentos do ciclo de serviços pode-se implantar uma metodologia chamada PDCA (do inglês: Plan – Do – Check – Act), que se compõe de quatro etapas sucessivas: planejar, executar, checar e agir. Trata-se de um método utilizado para controle e melhoria contínua de processos.

Planejar significa estabelecer os objetivos de melhoria que serão buscados na empresa, assim, estabelecemos metas e procedimentos que deverão ser seguidos. A próxima etapa é a **execução** ou implementação do plano, que envolve o entendimento e o treinamento dos envolvidos nos novos procedimentos. A terceira etapa é verificar possíveis brechas no projeto, quanto estamos acertando. É o momento de **checar** o desempenho e compará-lo

ORGANIZAÇÃO DE UMA EMPRESA DE BELEZA

com o que foi planejado. E, por fim, ajustar e aplicar ações corretivas **agindo** especialmente nas causas de por que os objetivos não foram alcançados.

O ciclo PDCA permite grandes saltos de desempenho, é um processo contínuo de melhoria e de controle dos processos produtivos

---

Aprendendo a mapear processos

- escolha um serviço oferecido em sua empresa;

- desenhe no papel todos os pontos nos quais o cliente irá perceber a qualidade desse serviço e formar uma impressão de sua empresa;

- analise cada momento e veja o que pode melhorar (acolhimento, agilidade, gargalos, etc.);

- defina diretrizes para cada um desses momentos, por exemplo: o telefone deve ser atendido até o terceiro toque; o cliente deve ser acompanhado até a porta ao sair, etc.

Assim, abordamos todos os componentes do sistema de *marketing*, que são as ferramentas básicas para entender as necessidades do cliente e oferecer a ele os serviços corretos, utilizando os canais de comunicação adequados, com o preço certo, na localização mais conveniente, com ambientação agradável, com os profissionais adequados e com processos de qualidade.

Marketing pessoal e posicionamento

O marketing pessoal é o conjunto de ferramentas que o profissional de qualquer atividade pode utilizar para projetar uma imagem de profissionalismo e competência e, assim, vender os seus serviços.

Desse ponto de vista, três aspectos emergem como competências essenciais para quem quer construir um projeto de *marketing* pessoal. A primeira delas é a facilidade de comunicação. Trata-se da capacidade de expor ideias de forma clara, ter opinião aprofundada e sem preconceito sobre as coisas e de apresentar ideias e projetos de forma profissional e persuasiva.

MARKETING PARA A EMPRESA DE BELEZA

A segunda competência essencial é a postura profissional, que consiste na conduta ética observada no exercício da profissão, equilíbrio emocional sob pressão e etiqueta empresarial, que é a capacidade de se comportar e vestir-se adequadamente nos ambientes sociais e empresariais que frequenta.

E, por fim, a capacidade de criar um posicionamento característico, um lugar exclusivo na mente das pessoas que possa ser recordado quando essa pessoa pensar num profissional que possa executar um determinado serviço.

Já foi mencionado que o ser humano é atingido por milhares de informações diárias. Na incapacidade de guardar toda essa informação recebida, a mente simplifica as mensagens que recebe e guarda somente o essencial. Pode-se dizer que a mente humana funciona de forma semelhante a uma grande repartição pública (só que muito mais eficiente), com aquele amontoado de arquivos de aço, onde as informações são separadas e guardadas nas gavetas correspondentes aos diversos assuntos. Quando se deseja recordar, isto é, recuperar alguma informação, envia-se a palavra-chave ao cérebro que, imediatamente, localiza a gaveta indicada e apresenta a informação pedida.

Para conseguir posicionar-se na mente das pessoas num mundo de hiperinformação, a estratégia é aparecer como primeiro na escala que existe em nossa mente, no chamado "*top of mind*". Para tanto, seguem algumas sugestões:

- Defina-se, ou seja, identifique em que "gaveta" você gostaria que seu nome fosse colocado e gravado. Há profissionais que migram constantemente de uma atividade para outra, e os clientes não sabem em que gaveta arquivá-los, o que dificulta o acesso.

- Certifique-se de que seu nome está correto. Se você se lembrar de cem nomes de atores e atrizes verá que 99 deles têm apenas dois nomes fortes (Lima Duarte, Tarcísio Meira, Glória Menezes, Regina Duarte). Assim, selecione, entre seus nomes, dois que sejam fortes e adote-os. Se o nome for simples demais, adote somente o sobrenome; se o sobrenome for simples, adote um nome; se ambos forem comuns ou muito difíceis, adote um apelido.

- Invista em você; atualize-se, pois a evolução acontece com tamanha rapidez que acomodar-se significa, num curto espaço de tempo, obsolescência. Além disso, considere que você vale por sua singularidade profissional.

137

ORGANIZAÇÃO DE UMA EMPRESA DE BELEZA

- Mantenha contato constante com o cliente; aproveite todas as oportunidades possíveis para estabelecer comunicação construtiva. Lembre-se das datas de aniversário, de final de ano e de várias outras; é uma forma de lembrá-lo que você existe e se importa com ele.

Onde acontecem os problemas de *marketing* nas empresas de beleza

Muitas vezes, apesar de todo o empenho dedicado na construção e na implantação de uma empresa, os negócios acabam não indo bem e, por envolvimento emocional com o negócio, fica muito difícil para o empresário identificar onde está(estão) o(s) problema(s).

Uma das ferramentas que ajudam a identificar as falhas e encontrar alguma solução é chamada "Modelo conceitual de qualidade em serviços".[10] Esse modelo explica que os problemas, geralmente, acontecem numa das cinco lacunas descritas a seguir. Portanto, quando sentir que os negócios não vão bem e não conseguir identificar de pronto onde está o problema, reflita sobre estas questões:

- Lacuna 1 – Não conhecer as reais necessidades dos clientes – A empresa não sabe o que o cliente quer

    Esse é um caso típico em que os serviços são oferecidos mas ninguém sabe realmente se é o que o cliente deseja. A recomendação quando se desconfiar que a empresa tem esse problema é a análise das reclamações dos clientes. Se isso não for suficiente, pode-se fazer uma pesquisa, caixa de sugestões, uma reunião com os clientes para avaliar os serviços e mesmo solicitar aos profissionais que questionem durante o atendimento sobre possíveis melhorias nos serviços ou a implantação de novos serviços.

- Lacuna 2 – A empresa não consegue fornecer o serviço no nível de qualidade esperado

    A empresa sabe o que o cliente deseja mas não consegue fornecer o serviço desejado. É um problema clássico de competência. A solução

---

[10] A. Parasuraman *et al.*, "A Conceptual Model of Service Quality and its Implications for Future Research", em *Journal of Marketing*, 49 (4), 1985, pp. 41-50.

138

para esse caso é a capacitação dos profissionais e a informação sobre as expectativas e a percepção dos clientes.

- Lacuna 3 – Falta de uniformidade na prestação do serviço

  A empresa sabe o que o cliente quer, consegue fornecer o serviço, mas ele não é uniforme. Às vezes é bem feito, em outras, um desastre. É um problema de padrão de qualidade. Nesse caso, vale a pena investir em treinamento, estabelecer padrões de qualidade e padronizar tarefas repetitivas para assegurar consistência no nível de atendimento.

- Lacuna 4 – O cliente não percebe a qualidade

  A empresa sabe o que o cliente quer, consegue fornecer o serviço, mantém um padrão de qualidade, mas o cliente não consegue perceber isso. Considera o serviço caro ou não o valoriza como deveria. O problema aqui é de comunicação. Fale, demonstre, explique a qualidade.

- Lacuna 5 – O cliente desconfia da oferta apresentada

  A empresa sabe o que o cliente quer, consegue fornecer o serviço, mantém um padrão de qualidade, o cliente percebe isso mas desconfia que há alguma coisa errada. O cliente nesse caso está percebendo o serviço de forma diferente da que foi intencionada e ele passa a desconfiar da oferta. É o caso clássico de muitas empresas que prometem milagres em seus produtos e tratamentos. As promessas são entendidas como falsas pelo modo exagerado como os benefícios são apresentados. Portanto, evite fazer promessas que pareçam impossíveis de ser cumpridas. Gerencie a expectativa dos clientes para que eles saibam o que é possível e o que não é.

Pesquisa

Uma pesquisa[11] sobre preferências, razões de fidelidade, frequência, entre outros, especialmente realizada com clientes de empresas de beleza para esta publicação, tem seus dados apresentados a seguir.

---

[11] Pesquisa realizada pelo autor Sandro C. Vidotto, em 1993, sobre as razões da fidelidade dos clientes de salões de beleza, com consulta a 350 clientes de salões de beleza da cidade de São Paulo.

ORGANIZAÇÃO DE UMA EMPRESA DE BELEZA

- Quanto à escolha – Questionados sobre quais eram os elementos que levavam em conta ao optar por um salão de beleza, as respostas dos entrevistados foram as seguintes:[12]

74%	Qualidade do trabalho do profissional
13%	Proximidade da residência
10%	Preço menor
7%	Higiene e limpeza
4%	Tipo de cliente que frequenta o salão
1%	Cortes da moda
1%	Facilidade de estacionamento
1%	Educação
1%	Cortes diferentes
1%	Qualidade dos produtos empregados

- Quanto à fidelidade – Perguntados se costumavam frequentar sempre um mesmo salão ou se preferiam variar, as respostas revelaram que, a cada três pessoas, duas procuravam sempre um mesmo salão para o atendimento de que necessitavam:

68%	Frequentam um mesmo salão
32%	Preferem variar

- Razões da fidelidade – Os entrevistados que optaram pela fidelidade foram questionados sobre quais eram suas razões para isso. Eis as respostas:

33%	Amizade com os profissionais.
27%	Bom tratamento recebido.
17%	Proximidade da residência.
15%	Confiança no trabalho dos profissionais.
5%	Higiene e limpeza.
2%	Parentesco com os profissionais.
1%	Bom preço.

---

[12] No caso da amostragem apresentada, a soma das opiniões excede 100% porque alguns entrevistados forneceram mais de uma resposta. Foram considerados os serviços de cabelo, pele, manicure e pedicure.

MARKETING PARA A EMPRESA DE BELEZA

- Razões da troca de salão – Os entrevistados que já haviam trocado de salão de beleza, quando questionados sobre qual fora a principal razão para isso, responderam:

37%	Má qualidade dos serviços.
18%	Mau atendimento.
8%	Falta de higiene.
8%	Mudança de residência.
5%	Erro no corte.
5%	Excesso de clientes, demora.
5%	Distância.
4%	Monotonia.
2,5%	Fofocas.
2,5%	Falta de cuidado na execução dos serviços.
2,5%	Horário de atendimento.
2,5%	Mudança de endereço do cabeleireiro.

Analisando as respostas dessa última questão, podemos resumir em duas as grandes razões da troca de salão de beleza: problemas de capacidade profissional e de atendimento.

- *Marketing* – Nesse contexto, perguntou-se ao entrevistado se se lembrava de ter visto ou ouvido alguma propaganda de salão de beleza nos seis meses anteriores; eis os resultados:

66%	Disseram que não.
34%	Disseram que sim.

Aos entrevistados que responderam afirmativamente perguntou-se se a propaganda havia sido fator determinante para levá-los a conhecer o salão. As respostas foram:

64%	Não
36%	Sim

Como se pode observar, embora pouco mais de um terço dos entrevistados tenha se lembrado de alguma propaganda nos seis meses anteriores (faixas, folhetos, rádio, jornal e revista), a maioria não optou pela troca de salão, o que se explica pelas seguintes variáveis:

141

- a propaganda evidenciava uma ocasião especial, por exemplo, o Dia da Noiva;
- a mensagem não conseguiu sensibilizar, por nada oferecer de especial ou diferente;
- não havia qualquer insatisfação ou desejo que justificasse a infidelidade.

Experiência e valor

Toda decisão de compra de um serviço de beleza é resultado de uma equação que ocorre na mente do cliente. Nessa equação mental ele soma os valores da imagem (percepção que ele tem da empresa), dos funcionários (capacidade técnica), do resultado (o produto final do atendimento) e dos serviços associados ao atendimento (conforto, atenção, gentileza, etc.) e subtrai os custos monetários (preço cobrado), de tempo (de espera e de atendimento) e de energia física e mental despendida (trânsito, deslocamento, estacionamento, etc.), que estão implícitos na compra. O resultado dessa equação chamamos de valor entregue ao cliente.

Ele compara esses aspectos entre as diversas empresas que ofertam o serviço, repetindo sempre essa equação de somar valores e subtrair custos, e opta por aquela da qual ele obterá mais valor.

A pesquisa anterior nos fornece importantes indicadores dos aspectos que o cliente considera ou não numa empresa de beleza, os quais acabam por se transformar em valor ou custo. Faça uma leitura atenta dela ou produza suas próprias enquetes com seus clientes. Utilize os resultados para incorporar os aspectos que adicionam valor e minimizar aqueles que acrescentam custos.

Sempre que isso for feito, você estará aumentando o valor de *brand experience*, ou seja, a experiência que o cliente tem com a sua marca, que constrói ou reforça a imagem da empresa para ele e tem forte impacto no seu retorno e na sua fidelização.

CONSIDERAÇÕES FINAIS

ORGANIZAÇÃO DE UMA EMPRESA DE BELEZA

Abrir um negócio próprio e ser o "dono" de seu destino e de suas decisões são o sonho de todo profissional que busca a independência, ainda que seja demorada e nem sempre financeira. Mas ter o destino nas próprias mãos é o desejo de muitos que hoje desenvolvem suas atividades como funcionário em alguma empresa. Ser funcionário de uma empresa pode proporcionar alguns benefícios; no entanto, também gera inúmeras incertezas quanto ao futuro. Basta haver alguma alteração na economia do país para surgirem boatos que dissipam a tranquilidade da estabilidade. Embora exista um progresso, ele é gradual e muito lento. Desse modo, aquele que pretende ter seu próprio negócio geralmente é identificado como uma pessoa que não quer ficar sob o olhar vigilante de um chefe e não suporta a rotina de trabalho diária realizada para terceiros, como empregado.

A atividade empresarial constitui a alternativa para aqueles acostumados a desafios e que os aceitam como parte de suas atividades. Mas para que tudo aconteça como o esperado, sem frustrações, e para que também não se perca dinheiro, é necessário agir com algum planejamento. Para gerenciar seu negócio coloque em prática as orientações que são apresentadas nesta obra; além disso, é preciso estar atento aos riscos inerentes às próprias decisões.

Este livro não deve ser lido apenas uma única vez, mas deve ser um guia que o(a) acompanhará também em suas decisões de empreendedor, tendo em vista a busca dos resultados que você planejou para seu negócio.

De modo geral, as principais orientações propostas são as seguintes:

- **Concentre-se no seu negócio**, procure a diferenciação nos seus serviços, não caia na armadilha simplista da redução de preços, pois ela reduz valor e lucro.

- **Faça contas**, controle custos, controle estoques, calcule o preço de venda dos serviços. O sinal de que algo está errado é quando se percebe que o dinheiro entra no caixa da empresa; no entanto, no final do mês, não sobra nada.

- **Busque meios de fidelizar o cliente**, afinal, conquistar um cliente novo é muito mais caro do que manter um que você já tem.

144

- **Analise as diversas possibilidades de enquadramento fiscal da empresa**, algumas oferecem mais vantagens em relação à tributação, facilitam as transações com bancos, etc.

- **Não negligencie a legislação fiscal, sanitária e trabalhista**, elas podem afetar significativamente o futuro do seu negócio e até mesmo inviabilizá-lo.

- **Valores, ética, cidadania, sustentabilidade não são apenas palavra da moda**, são condições para a vida em harmonia num ambiente coletivo que aprimora as relações humanas e de consumo.

- **Planejamento é essencial**, a atividade empresarial não funciona com base em "adivinhações".

- **Realizar um serviço é satisfazer em sua plenitude as necessidades e os desejos do cliente**. Por ser uma categoria específica de bens, são intangíveis, variáveis, perecíveis e inseparáveis de quem os executa. Portanto, treine as pessoas, estabeleça padrões e processos, seja criativo para estabilizar a demanda e use da qualidade no atendimento e da ambientação para tornar o serviço tangível.

- **As pessoas são o recurso mais importante para qualquer empresa**, especialmente as de serviço, por isso necessitam ser inspiradas, motivadas e valorizadas.

Não temos dúvida de que, ao praticar as ações orientadas nesta publicação, ou adquirir o hábito de consultá-las, sua empresa não será só mais um número nas estatísticas, mas proporcionará os resultados que você planejou para o seu negócio e para a sociedade. Esta é a sua empresa!

REFERÊNCIAS BIBLIOGRÁFICAS

ABARSANO, Paulo Roberto & MONTE, Gerry Adriano. *Legislação empresarial, trabalhista e tributária*. São Paulo: Saraiva, 2014.

ABIHPEC – Associação Brasileira da Indústria de Higiene Pessoal, Perfumaria e Cosméticos. *Panorama do Setor 2017*. 2017. Disponível em https://www.abihpec.org.br/publicacao/panorama-do-setor-2017/. Acesso em 28-2-2018.

AKAMAI. *State of the Internet: Q1 2017 Report*. 2017. Disponível em https://www.akamai.com/fr/fr/multimedia/documents/state-of-the-internet/q1-2017-state-of-the-internet-connectivity-report.pdf. Acesso em 28-2-2018.

ALVES, Rosangela. "Ética e cidadania na sociedade brasileira". Em *Webartigos*, 2009. Disponível em https://www.webartigos.com/artigos/etica-e-cidadania-na-sociedade-brasileira/17721/. Acesso em 28-2-2018.

ANVISA. *Alisantes e formol: o que você precisa saber*. (Cartaz.) Disponível em http://portal.anvisa.gov.br/documents/33892/398700/Folder_%2520Alisantes_Formol.pdf/de01480d-db5d-4e1e-94ce-51e1ed081f2b. Acesso em 23-3-2018

ARENS, William F. *et al. Propaganda*. Porto Alegre: AMGH, 2013.

ASCOM/ANVISA. "O que observar no salão de beleza?". Em *Portal Anvisa*, 31-7-2017. Disponível em http://portal.anvisa.gov.br/noticias/-/asset_publisher/FXrpx9qY7FbU/content/o-que-observar-no-salao-de-beleza-/219201/pop_up?_101_INSTANCE_FXrpx9qY7FbU_viewMode=print&_101_INSTANCE_FXrpx9qY7FbU_languageId=pt_BR. Acesso em 28-2-2018.

BALIEGO FILHO, Francisco Sérgio. "No parking, no business". Em *Administradores.com*, 14-1-2011. Disponível em http://www.administradores.com.br/artigos/negocios/no-parking-no-business/51274/. Acesso em 28-2-2018.

BULGARELLI, Waldirio. *Contratos mercantis*. São Paulo: Atlas, 1991.

CARVALHO, Henrique. "17 dicas 'secretas' para escrever *e-mails* que são abertos, lidos e clicados". Em *Viver de Blog*, 19-1-2014. Disponível em https://viverdeblog.com/como-fazer-email-marketing/. Acesso em 28-2-2018.

CARVALHO, Luis Carlos Ludovikus. *Ética e cidadania*. Belo Horizonte: Banco de Estudos – Assembleia Legislativa de Minas Gerais, 2003.

CAVALCANTI, Alberes de Siqueira. *Ética e cidadania na prática educacional*. Centro de Defesa dos Direitos da Criança e do Adolescente – Pe. Marcos Passerine (2002). Texto de referência para o curso de preparação de tutoria na plataforma Moodle – Universidade Guarulhos (UnG). Guarulhos, 2009.

CHIAVENATO, Idalberto. *Iniciação à administração geral*. São Paulo: McGraw-Hill, 1989.

_____. *Empreendedorismo: dando asas ao espírito empreendedor*. São Paulo: Manole, 2012.

REFERÊNCIAS BIBLIOGRÁFICAS

CNDL – Confederação Nacional de Dirigentes Lojistas. "52% dos motoristas já desistiram de alguma compra por não ter onde estacionar, revela pesquisa sobre mobilidade urbana do SPC Brasil e CNDL". 18-1-2018. Disponível em http://site. cndl.org.br/52-dos-motoristas-ja-desistiram-de-alguma-compra-por-nao-ter-onde-estacionar-revela-pesquisa-sobre-mobilidade-urbana-do-spc-brasil-e-cndl/. Acesso em 28-2-2018.

COVRE, Maria de Lourdes Manzini. *O que é cidadania*. São Paulo: Brasiliense, 2006.

DALLARI, Dalmo de Abreu. *Direitos humanos e cidadania*. São Paulo: Moderna, 1998.

DE FRANCO, Augusto. *Por que precisamos de desenvolvimento local integrado e sustentável*. Rio de Janeiro: Instituto Millennium, 2000.

FABRETTI, Láudio Camargo. *Prática tributária da micro, pequena e média empresa*. 7ª ed. São Paulo: Atlas, 2011.

FACEBOOK. "*Marketing* no Facebook". Disponível em https://pt-br.facebook.com/business/overview. Acesso em 3-1-2018.

FAPESP – Fundação de Amparo à Pesquisa do Estado de São Paulo. Disponível em http://www.fapesp.br/. Acesso em 3-1-2018.

FERNANDES, Aníbal. *O trabalhador autônomo*. São Paulo: Atlas, 1984.

FERRACINI, Alexandre et al. *Conhecimento, ética e educação: reflexões sobre a teoria e prática educativa*. Jundiaí: In House, 2008.

FERREIRA, Aurélio Buarque de Holanda. *Miniaurélio Século XXI. Minidicionário da Língua Portuguesa*. 4ª ed. Rio de Janeiro: Nova Fronteira, 2000.

FUKYAMA, Francis. *A grande ruptura*. Rio de Janeiro: Rocco, 2000.

G1. "WhatsApp atinge marca de 1 bilhão de usuários ativos por dia". 27-7-2017. Disponível em https://g1.globo.com/tecnologia/noticia/whatsapp-atinge-marca-de-1-bilhao-de-usuarios-ativos-por-dia.ghtml>. Acesso em 21-2-2018.

GAZETA DO POVO. "Brasil é o 79º colocado em *ranking* mundial de velocidade de conexão à internet". 8-6-2017. Disponível em http://www.gazetadopovo.com.br/economia/nova-economia/brasil-e-o-79-colocado-em-ranking-mundial-de-velocidade-de-conexao-a-internet-0voa58hr6vjmphzvhk6h74eax. Acesso em 21-2-2018.

GOLIK, Vera. *A descoberta da beleza*. São Paulo: Tríade, 1992.

GOMES, Helton Simões. "WhatsApp é o 4º maior aplicativo da internet móvel do Brasil". Em *G1*, 27-2-2015. Disponível em http://g1.globo.com/tecnologia/noticia/2015/02/whatsapp-e-o-4-maior-aplicativo-da-internet-movel-do-brasil.html. Acesso em 28-2-2018.

HOPKINS, Claude. *A ciência da propaganda*. São Paulo: Cultrix, 1987.

HOUAISS, Antônio & VILLAR, Mauro de Salles. *Dicionário Houaiss da Língua Portuguesa*. Rio de Janeiro: Objetiva, 2001.

HUBERMAN, Leo. *História da riqueza do homem*. Rio de Janeiro: Guanabara Koogan, 1986.

INPI – Instituto Nacional da Propriedade Industrial. Disponível em http://www.inpi.gov.br/. Acesso em 3-1-2018.

INTERNET INNOVATION. "Mídias sociais: conceito e definição". 16-1-2013. Disponível em https://www.internetinnovation.com.br/blog/midias-sociais-conceito-e-definicao/. Acesso em 28-2-2018.

IORIO, Cecília Soares. *Manual de administração de pessoal*. 2ª ed. São Paulo: Editora Senac São Paulo, 2000.

JORGE, FAUZI TIMACO. *Formação do preço de venda: preços e custos*. São Paulo: Atlas, 2009.

KIOSAKI, Robert T. *Empreendedorismo não se aprende na escola*. Rio de Janeiro: Elsevier, 2013.

KITASAWA, Jorge. *ABC da Junta Comercial*. São Paulo: CAJ'S, 1985.

KOTLER, Philip & ARMSTRONG, Gary. *Princípios de marketing*. Trad. Alexandre S. Martins. Rio de Janeiro: PHB, 1991.

KOTLER, Philip. *Administração de marketing*. Trad. Monica Rosemberg. São Paulo: Pearson Prentice Hall, 2006.

LAS CASAS, Alexandre Luzzi. *Marketing de varejo*. São Paulo: Atlas, 1992.

LEVITT, Theodore. *Marketing myopia*. São Paulo: Nova Cultural, 1986. (Coleção Harvard).

LOVELOCK, Cristopher. *Marketing de serviços*. Trad. Arlete Simile Marques. São Paulo: Pearson Prentice Hall, 2006.

LÚCIO, Wandeck de Brito Gomes. *Descomplicando o Código de Defesa do Consumidor*. São Paulo: Saraiva, 2015.

MARRAS, Jean Pierre. *Gestão de pessoas em empresas inovadoras*. São Paulo: Saraiva, 2012.

McGUIGAN, James R. *et al. Economia de empresas: aplicações estratégicas e táticas*. São Paulo: Cengage Learning, 2011.

MODIN, Battista. *Introdução à filosofia*. 16ª ed. São Paulo: Paulus, 1981.

MORRIS, M. J. *Iniciando uma pequena empresa com sucesso*. São Paulo: Makron Books, 1988.

OGILVY, David. *Confissões de um homem de propaganda*. Trad. Orlando Fernandes. Rio de Janeiro: Laudes, 1970.

OLIVEIRA, Aristeu de. *Manual de prática trabalhista*. São Paulo: Atlas, 2006.

OLIVEIRA, Nelson de & RUSSO, Francisco. *Manual prático de constituição de empresas*. 10ª ed. São Paulo: Atlas, 2006.

PANEGALLI, Jose Carlos. "O cenário econômico e a gestão empresarial". Em *Administradores.com*, 25-2-2010. Disponível em http://www.administradores.com.br/artigos/economia-e-financas/o-cenario-economico-e-a-gestao-empresarial/39041/. Acesso em 28-2-2018.

PARASURAMAN, A. *et al.* "A Conceptual Model of Service Quality and its Implications for Future Research". Em *Journal of Marketing*, 49 (4), pp. 41-50, 1985. Disponível em https://edisciplinas.usp.br/pluginfile.php/2491773/mod_resource/content/1/Conceptual%20Model%20of%20Service%20Quality%20and%20Its%20Implications%20for%20Future%20Research.pdf. Acesso em 7-3-2018.

PAULA, Juarez de. *Desenvolvimento & gestão compartilhada*. 2005. Disponível em http://www.ceap.br/material/MAT0404201191736.pdf. Acesso em 28-2-2018.

PORTAL DO EMPREENDEDOR. Disponível em http://www.portaldoempreendedor.gov.br. Acesso em 3-1-2018.

PORTAL TRIBUTÁRIO. *Simples nacional 2018*. 2018. Disponível em http://www.portaltributario.com.br/guia/simplesnacional.html. Acesso em 3-01-2018.

PUTNAM, Robert. *Comunidade e democracia: a experiência da Itália moderna*. Rio de Janeiro: FGV, 1996.

RAMOS, André L. S. C. *Direito empresarial esquematizado*. 5ª ed. São Paulo: Saraiva, 2015.

RAPP, Stan & COLLINS, Tom. *Quinta geração do marketing: maximarketing II*. Trad. Katia Aparecida Roque. São Paulo: Makron Books, l991.

RIES, All & TROUT, Jack. *Posicionamento, como a mídia faz a sua cabeça*. São Paulo: Pioneira, 1990.

ROCCATO, Pedro Luiz. *Venda + Valor: como vender valor e não preço*. São Paulo: Makron Books, 2010.

SANTOS, Edno Oliveira. *Administração financeira da pequena e média empresa*. São Paulo: Atlas, 2010.

SÃO PAULO (Município). Coordenação de Vigilância em Saúde. *Beleza com segurança: guia técnico para profissionais*. São Paulo: Prefeitura de São Paulo, 2005. Disponível em http://www.prefeitura.sp.gov.br/cidade/secretarias/upload/Guia_Final_1_1254748059.pdf. Acesso em 28-2-2018.

_____. *Seja um profissional responsável para salões de beleza*. (Cartaz.) Disponível em http://www.prefeitura.sp.gov.br/cidade/secretarias/upload/seja_um_profissional_responsavel_1259690286.pdf. Acesso em 3-1-2018.

ORGANIZAÇÃO DE UMA EMPRESA DE BELEZA

SÃO PAULO (Município). Lei nº 13.725, de 9-1-2004. Disponível em http://www.prefeitura.sp.gov.br/cidade/secretarias/upload/arquivos/secretarias/financas/legislacao/Lei-13725-2004.pdf. Acesso em 28-2-2018.

SBT BRASIL. "Pesquisa mostra que falta de estacionamento afasta clients". 27-1-2018. Disponível em http://www.sbt.com.br/jornalismo/sbtbrasil/noticias/102464/Pesquisa-mostra-que-falta-de-estacionamento-afasta-clientes.html. Acesso em 28-2-2018.

SCHAFFAUSER, Marcelo. "Sem estacionamento: 'no parking, no business'". Em *DHoje Interior*, 22-1-2018. Disponível em http://dhojeinterior.com.br/sem-estacionamento-no-parking-no-business/. Acesso em 28-2-2018.

SENAC. *Qualidade em comércio e serviços: casos e caminhos práticos*. São Paulo: Makron Books/Editora Senac São Paulo, 1992.

SERSON, José. *Curso de rotinas trabalhistas*. São Paulo: Revista dos Tribunais, 1997.

SILVA, Edson Cordeiro da. *Como administrar fluxo de caixa nas empresas: guia da sobrevivência empresarial*. São Paulo: Atlas, 2014.

SILVA, Walter F. L. *Macroambiente e cenários econômicos*. São Paulo: Saraiva, 2011.

SOUZA, Herbert de & RODRIGUES, Carla. *Ética e cidadania: uma entrevista de Betinho*. São Paulo: Moderna, 1994.

SPC BRASIL – Serviço de Proteção ao Crédito & CNDL – Confederação Nacional de Dirigentes Lojistas. *Relatório de pesquisa: uso do crédito*. 2013. Disponível em https://www.spcbrasil.org.br/uploads/st_imprensa/spc_brasil_analise_uso_do_credito_2013_final.pdf. Acesso em 28-2-2018.

TARP – Technical Assistance Research Programs Institute. *Consumer Complaint Handling in America: an Update Study, part II*. Washington, D.C: TARP e U.S. Office of Consumer Affairs, 1986.

TORRES, Claudio. *A bíblia do marketing digital*. São Paulo: Novatec, 2009.

VALENTE, Jonas. "Relatório aponta Brasil como quarto país em número de usuários de internet". Em *EBC Agência Brasil*, 3-10-2017. Disponível em http://agenciabrasil.ebc.com.br/geral/noticia/2017-10/relatorio-aponta-brasil-como-quarto-pais-em-numero-de-usuarios-de-internet. Acesso em 18-2-2018.

VALLE, Francisco. *Constituição e legalização de empresas*. São Paulo: Atlas, 1986.

VALLS, Álvaro L. M. *O que é ética*. São Paulo: Brasiliense, 1991.

VIDOTTO, Sandro. *Comunicação estratégica de marketing*. Itu: Ottoni, 2008.

WANKE, Peter F. *Gestão de estoques na cadeia de suprimento: decisões e modelos quantitativos*. São Paulo: Atlas, 2011.

WEBDIALOGOS. Disponível em http://www.webdialogos.com/. Acesso em 28-2-2018.

XAVIER, Ricardo. *Gestão de pessoas na prática: desafios e soluções*. São Paulo: Gente, 2006.

ÍNDICE GERAL

Aeração, 48

A microempresa e a legislação, 52

Aprendendo a mapear processos, 136

Aprendendo a se comunicar na internet, 121

Armazenagem, 85

Aspectos da Vigilância Sanitária, 44

Aspectos do Código de Defesa do Consumidor, 49

Aspectos legais da constituição da empresa de beleza, 40

Autônomo, 19

Avaliando a intensidade da concorrência, 112

Avaliando o preço praticado pela concorrência, 110

Avaliando segmentos de mercado, 104

Boa governança, 90

Cadastro de clientes, 105

Capital humano, 89

Capital natural, 90

Capital social, 89

Cidadania, 34

Classificação, 57

Classificação e codificação dos produtos, 85

Cliente: a essência de qualquer negócio, O, 101

Como cuidar da questão da perecibilidade, 99

Como reduzir a variabilidade dos serviços executados, 98

Como tangibilizar serviços, 98

Como tratar da questão da inseparabilidade, 99

Composição do preço de venda, 70

Compras e estoques, 81

Conhecendo o mercado, 96

Consciência ambiental, 91

ÍNDICE GERAL

Considerações finais, 143

Constituição legal da empresa de beleza, 39

Consumidor, 49

Consumidor e as novas exigências, O, 11

Conta-corrente bancária, 77

Contexto atual e a empresa de beleza, O, 9

Controle, 87

Coordenação, 62

Custos fixos e custos variáveis, 67

Decisões de ambientação, 123

Decisões de divulgação, 112

Decisões de localização, 110

Decisão de marca, 107

Decisões de preço, 109

Decisões de serviço/produto, 107

Dificuldades na venda de serviços de beleza, As, 97

Direitos básicos do consumidor, 50

Empregado, 22

Empresário, 25

Entendendo o *marketing*, 24

Envolvimentos na gestão compartilhada, 92

Equívocos de comunicação das empresas de beleza, 115

Escolha do ponto de acordo com o tipo de negócio, 111

Estoques, 85

Estrutura da empresa, A, 57

Ética e moral, 32

Ética e cidadania, 29

Experiência e valor, 142

Fluxo de caixa, 74

157

ORGANIZAÇÃO DE UMA EMPRESA DE BELEZA

Formas de atuação, As, 18

Formulários, 82

Fornecedor, 49

Funções da administração, 58

Gestão administrativa, 57

Gestão aplicada à empresa de beleza, 55

Gestão compartilhada e seus reflexos, 88

Gestão compartilhada e sustentável e o meio ambiente, 88

Gestão de pessoas, 78

Gestão financeira, 67

Gestão fiscal, 64

Higiene e segurança no trabalho, 47

Identificando informações importantes, 106

Iluminação, 159

Impostos, 64

Impostos e planejamento, 64

Incorporação do custo dos produtos, 69

Índices para reajuste da tabela de preços, 77

Informal, 18

Introdução à administração como princípio para a gestão, 56

Layout e decoração, 125

Marketing digital, 118

Marketing para a empresa de beleza, 93

Marketing pessoal e posicionamento, 136

Meios de comunicação, Os, 116

Mercado de beleza no Brasil, O, 95

Momento do desligamento, No, 23

Microempreendedor individual (MEI), 20

Microempresa e a legislação, A, 52

158

ÍNDICE GERAL

Negócio do ponto de vista do cliente, O, 102

Nota do editor, 7

Novas tecnologias e as redes sociais, As, 12

O que é um bom anúncio, 114

Onde acontecem os problemas de *marketing* nas empresas de beleza, 138

Opções de *layout*, 126

Organização, 60

Panorama atual, 10

Para o recrutamento e seleção de pessoas, 79

Para o controle, 80

Para os benefícios, 80

Para o treinamento, 81

Passo a passo para formação do preço de venda, O, 70

Passos para o registro, 40

Pesquisa, 139

Pessoal, 133

Planejamento, 59

Planejamento financeiro, 78

Prática do *marketing* nas empresas de beleza, A, 96

Preço de venda, 67

Processos, 134

Profissional de beleza, O, 17

Psicologia das cores, A, 124

Que é um bom anúncio, O, 114

Referências bibliográficas, 147

Relações no trabalho (As), 28

Relatório de acompanhamento diário de atendimento/receita, 74

Ruído/música, 48

Salão de beleza nesse contexto, O, 161

ORGANIZAÇÃO DE UMA EMPRESA DE BELEZA

Salão parceiro e profissional parceiro, 26

Segmentação da clientela em grupos específicos, 103

Serviços, 50

Sistema de *marketing*, O, 106

Sustentabilidade e os negócios, 91

Uso dos instrumentos de divulgação, O, 121